Saskia Mergentheimer

Vivir con un cáncer de mama crónico

bup

Saskia Mergentheimer
Vivir con un cáncer de mama crónico

ISBN: 978-3-69035-553-7

Número de pedido: 2005.4
También como libro electrónico
(978-3-69035-558-2)

Bremen University Press, 2025.
Fahrenheitstr. 11
28359 Bremen
bup@bremenuniversitypress.com
www.bremenuniversitypress.com
El manuscrito no puede ser utilizado ni total ni parcialmente
sin el consentimiento previo por escrito del editor.

Saskia Mergentheimer
Vivir con un cáncer de mama crónico

Visión general

1.	INTRODUCCIÓN	11
2.	FUNDAMENTOS MÉDICOS DEL CÁNCER DE MAMA	16
3.	DIAGNÓSTICO Y SEGUIMIENTO	50
4.	ESTRATEGIAS TERAPÉUTICAS PARA UNA LARGA SUPERVIVENCIA	68
5.	CÁNCER DE MAMA CRÓNICO: VIVIR CON LA ENFERMEDAD	83
6.	INFLUENCIA DE LA DIETA Y EL ESTILO DE VIDA EN EL PRONÓSTICO	99
7.	ESTRATEGIAS PSICOLÓGICAS DE AFRONTAMIENTO	113
8.	ENFOQUES TERAPÉUTICOS ALTERNATIVOS Y COMPLEMENTARIOS: OPORTUNIDADES Y RIESGOS	122
9.	AVANCES EN LA INVESTIGACIÓN	136
10.	ASPECTOS SOCIALES, JURÍDICOS Y FINANCIEROS	152
11.	CALIDAD DE VIDA A PESAR DEL CÁNCER, Y UNAS PALABRAS FINALES	157

Índice

1.	**INTRODUCCIÓN**	**11**
1.1	Importancia de la tasa de supervivencia a largo plazo del cáncer de mama	11
1.2	Cambiar el pronóstico gracias a la medicina moderna	12
1.3	Objetivo del libro	14
2.	**FUNDAMENTOS MÉDICOS DEL CÁNCER DE MAMA**	**16**
2.1	Desarrollo y mecanismos biológicos moleculares del cáncer de mama	16
2.2	Clasificación: tumores hormono-dependientes, tumores HER2-positivos, formas de cáncer de mama triple negativo.	18
	2.2.1. Cáncer de mama hormonodependiente (tumores ER+/PR+)	18
	2.2.2. Tumores HER2 positivos	21
	2.2.3. Cáncer de mama triple negativo (TNBC)	23
2.3	Dinámica de crecimiento y metástasis	25
	2.3.1. Crecimiento tumoral local	26
	2.3.2. Angiogénesis: formación de nuevos vasos sanguíneos	26
	2.3.3. Metástasis: propagación de las células cancerosas	29
2.4	Factores de influencia genética y epigenética	32
	2.4.1. Factores genéticos de riesgo	32
	2.4.2. Cambios epigenéticos	35
2.5	Influencia de las hormonas en el crecimiento tumoral	38
	2.5.1. Estrógenos y cáncer de mama	38
	2.5.2. Progesterona y cáncer de mama	41

	2.5.3. Terapia hormonal y mecanismos de resistencia	43
2.6.	Cáncer de mama en los hombres	46
3.	**DIAGNÓSTICO Y SEGUIMIENTO**	**50**
3.1	Detección precoz y procedimientos de diagnóstico	50
	3.1.1. Examen clínico de la mama	50
	3.1.2. Mamografías	53
	3.1.3. La influencia de los implantes mamarios en el diagnóstico	56
3.2	Importancia del diagnóstico por imagen (mamografía, IRM, PET-TC)	57
	3.2.1. Mamografía	57
	3.2.2. Resonancia magnética (RM) de la mama	59
	3.2.3. Tomografía por emisión de positrones (PET-CT)	62
3.3	Muestras de tejido y análisis molecular del tumor	64
3.4	Biomarcadores sanguíneos y biopsia líquida	65
3.5	Estadificación y evaluación del pronóstico individual	66
4.	**ESTRATEGIAS TERAPÉUTICAS PARA UNA LARGA SUPERVIVENCIA**	**68**
4.1	Terapias sistémicas: Terapia hormonal, quimioterapia, terapias dirigidas con anticuerpos.	68
	4.1.1. Terapia hormonal	69
	4.1.2. Quimioterapia	70
	4.1.3. Terapias con anticuerpos dirigidos	72
4.2	La radioterapia y su papel en el cáncer de mama metastásico	73
4.3	Medidas quirúrgicas para la progresión avanzada de la enfermedad	75

4.4	Terapias combinadas y enfoques terapéuticos personalizados	76
4.5	Inmunoterapia y nuevos avances en medicina oncológica	77
	4.5.1. Inhibidores de los puntos de control	78
	4.5.2. Vacunas y terapias celulares contra el cáncer	79
	4.5.3. Terapias con dianas moleculares	80
5.	**CÁNCER DE MAMA CRÓNICO: VIVIR CON LA ENFERMEDAD**	**83**
5.1	¿Qué significa cáncer de mama con metástasis pero controlado?	83
5.2.	Tipos de control de enfermedades	85
5.3	Adaptación del organismo a la enfermedad y seguimiento farmacológico a largo plazo	86
	5.3.1. Opciones terapéuticas a largo plazo	86
	5.3.2. Cambio de terapia si la enfermedad progresa	88
5.4.	Importancia de las revisiones periódicas	89
5.5	Tratamiento de los efectos secundarios: fatiga, náuseas, caída del cabello, pérdida de masa ósea	91
	5.5.1. Fatiga (agotamiento crónico)	91
	5.5.2. Náuseas y pérdida de apetito	92
	5.5.3. Caída del cabello	94
	5.5.4. Pérdida ósea (osteoporosis con terapia hormonal)	95
5.6	Aspectos psicosociales: Afrontar un diagnóstico incurable	96
6.	**INFLUENCIA DE LA DIETA Y EL ESTILO DE VIDA EN EL PRONÓSTICO**	**99**
6.1	Recomendaciones nutricionales basadas en la evidencia: conceptos antiinflamatorios y antioxidantes	99
	6.1.1. Nutrición antiinflamatoria y cáncer	99

	6.1.2.	Antioxidantes y protección celular	101
6.2		Importancia del peso corporal: la obesidad como factor de riesgo	103
6.3		Deporte y ejercicio: efectos positivos sobre el sistema inmunitario y el metabolismo	105
6.4		Importancia de la gestión del estrés y la atención plena	106
	6.5	Tabaquismo, alcohol y factores ambientales: influencia en el pronóstico	108
	6.5.1.	Tabaquismo y cáncer de mama	108
	6.5.2.	Consumo de alcohol y cáncer de mama	109
	6.5.3.	Factores medioambientales y cáncer de mama	110
7.		**ESTRATEGIAS PSICOLÓGICAS DE AFRONTAMIENTO**	**113**
7.1		Carga psicológica del cáncer crónico	113
7.2		Afrontamiento de la ansiedad y estrategias contra los estados depresivos	115
7.3		Afrontar la incertidumbre y las preguntas existenciales	117
7.4		Importancia del apoyo social de la familia y los amigos	118
7.5		Formas de terapia psicooncológica y su eficacia	119
8.		**ENFOQUES TERAPÉUTICOS ALTERNATIVOS Y COMPLEMENTARIOS: OPORTUNIDADES Y RIESGOS**	**122**
8.1		Diferenciar los métodos complementarios fiables de los dudosos	122
8.2		La medicina vegetal y sus interacciones con las terapias contra el cáncer	124
8.3		Medicina tradicional china, acupuntura y homeopatía en el contexto de la medicina basada en la evidencia	127
	8.3.1.	Medicina tradicional china	127
	8.3.2.	Acupuntura	128
	8.3.3.	Homeopatía	129

		8.3.4. Utilización del efecto placebo	129
8.4		Importancia de los micronutrientes y los complementos alimenticios	131
8.5		Mindfulness, meditación y enfoques espirituales como medidas de acompañamiento	133
9.		**AVANCES EN LA INVESTIGACIÓN**	**136**
9.1		Desarrollo de nuevas terapias: Terapia génica, tecnología CRISPR y vacunas contra el cáncer.	136
		9.1.1. La terapia génica, un enfoque prometedor	136
		9.1.2. Vacunas contra el cáncer: ¿inmunización contra el cáncer de mama?	139
		9.1.3. ¿Cuándo estarán disponibles estas terapias?	142
9.2		La importancia de la inteligencia artificial en la investigación del cáncer de mama	143
9.3		Avances en inmuno-oncología	146
9.4		Perspectivas de curación del cáncer de mama metastásico	148
9.5		Participación de los pacientes en los ensayos clínicos: oportunidades y riesgos	150
10.		**ASPECTOS SOCIALES, JURÍDICOS Y FINANCIEROS**	**152**
10.1		Derechos de las pacientes de cáncer en el sistema sanitario	152
10.2		Seguros	154
10.3		Reincorporación a la vida laboral	155
11.		**CALIDAD DE VIDA A PESAR DEL CÁNCER, Y UNAS PALABRAS FINALES**	**157**

Nota: Este libro tiene una estructura modular, de modo que cada capítulo puede leerse también de forma independiente. Esto da lugar a repeticiones ocasionales entre capítulos, que sirven a la legibilidad selectiva.

1. Introducción

1.1 Importancia de la tasa de supervivencia a largo plazo del cáncer de mama

El cáncer de mama es el más frecuente entre las mujeres de todo el mundo y una de las principales causas de muerte por cáncer. A pesar de estas alarmantes estadísticas, el pronóstico de las pacientes con cáncer de mama ha mejorado considerablemente en las últimas décadas. Los avances en la detección precoz, el desarrollo de enfoques terapéuticos innovadores y la creciente personalización del tratamiento han permitido que cada vez más mujeres -y, en casos menos frecuentes, hombres- puedan vivir con cáncer de mama durante largos periodos de tiempo.

La tasa de supervivencia a largo plazo describe la proporción de pacientes que sobreviven un determinado número de años tras el diagnóstico. Mientras que un diagnóstico de cáncer de mama solía asociarse a una elevada tasa de mortalidad en pocos años, esta situación ha cambiado fundamentalmente gracias a la mejora de las opciones de tratamiento. Hoy en día, muchas mujeres no sólo sobreviven cinco o diez años tras el diagnóstico inicial, sino que logran una larga vida con una elevada calidad de vida gracias a una atención médica adecuada y a medidas específicas relacionadas con el estilo de vida.

Sin embargo, la tasa de supervivencia a largo plazo varía considerablemente en función de diversos factores. Entre ellos se encuentran el comportamiento biológico del tumor, su subtipificación molecular, el estadio de la enfermedad en el momento del diagnóstico y la respuesta individual a las formas de terapia. En este sentido, es especialmente importante distinguir entre los pacientes en los que el tumor se detectó precozmente y se trató con éxito y los que viven con enfermedad metastásica. Mientras que los primeros a menudo pueden considerarse curados, el seguimiento a largo plazo de la enfermedad metastásica plantea un reto particular que requiere un apoyo médico continuo y una adaptación flexible de la terapia.

Sin embargo, la tasa de supervivencia no es sólo un parámetro puramente médico, sino que también tiene importantes implicaciones psicosociales y sociales. Para muchas de las afectadas, vivir con cáncer de mama durante mucho tiempo significa no sólo enfrentarse a los efectos físicos directos de la enfermedad, sino también a retos emocionales, sociales y económicos. Por lo tanto, es fundamental tener en cuenta no sólo las medidas de apoyo médico, sino también las psicológicas y sociales, para que las afectadas puedan llevar una vida lo más satisfactoria y autodeterminada posible.

1.2 Cambio en el pronóstico gracias a la medicina moderna

Hace sólo unas décadas, un diagnóstico de cáncer de mama se consideraba a menudo una sentencia de muerte. Las opciones de tratamiento eran limitadas y muchas pacientes tenían pocas posibilidades de controlar la enfermedad a largo plazo. Esta situación ha cambiado radicalmente. Los avances médicos han revolucionado el pronóstico del cáncer de mama en casi todos los aspectos, desde la detección precoz hasta los enfoques terapéuticos innovadores y la medicina personalizada.

Un factor decisivo para la mejora del pronóstico es la creciente individualización de la terapia. Mientras que antes se aplicaba un tratamiento estandarizado a todos los pacientes, ahora se utilizan terapias dirigidas que se adaptan a las características biológicas del tumor en cuestión. Las terapias hormonales, por ejemplo, permiten combatir eficazmente el cáncer de mama hormonodependiente, mientras que las terapias con anticuerpos, como el trastuzumab, se dirigen específicamente contra los tumores HER2 positivos. El desarrollo de la inmuno-oncología también abre nuevas perspectivas al activar específicamente el propio sistema inmunitario del organismo contra las células cancerosas.

La situación también ha mejorado considerablemente en lo que respecta a la detección precoz. La introducción del cribado mamográfico ha permitido detectar el cáncer de mama en muchos casos en una fase muy temprana, cuando las posibilidades de recuperación son especialmente altas. Además, las modernas técnicas de imagen como la resonancia magnética (RM) o la tomografía por emisión de positrones (PET) permiten un diagnóstico más preciso y, por tanto, una mejor planificación del tratamiento.

Otro avance decisivo se refiere a la comprensión de la biología tumoral. Analizando los factores genéticos y epigenéticos, los médicos pueden predecir mejor la agresividad de un tumor y las estrategias de tratamiento más prometedoras. La introducción de la biopsia líquida, un método que detecta células cancerosas o su material genético en la sangre, podría mejorar aún más el pronóstico al permitir la detección precoz de recaídas.

No obstante, el cáncer de mama sigue siendo una enfermedad grave que requiere una atención médica integral. A pesar de los enormes progresos realizados, sigue habiendo retos, sobre todo en el tratamiento del cáncer de mama metastásico. Ya no se trata sólo de una curación completa, sino de controlar la enfermedad el mayor tiempo posible, comparable a enfermedades crónicas como la diabetes o la hipertensión arterial.

Sin embargo, la mejora del pronóstico no sólo tiene implicaciones médicas, sino también sociales. Cada vez son más las pacientes que pueden llevar una vida normal, volver al trabajo y continuar con sus actividades sociales tras un diagnóstico de cáncer de mama. Esto requiere una adaptación cada vez mayor del sistema de asistencia sanitaria y social para atender adecuadamente las necesidades de las supervivientes a largo plazo.

1.3 Objetivos del libro

Recibir un diagnóstico de cáncer de mama es un acontecimiento que cambia la vida de la mayoría de las afectadas. Muchas se sienten confrontadas a un cúmulo de información médica difícil de entender y aún más difícil de procesar. Al mismo tiempo, circula una gran cantidad de información errónea y dudosas promesas de cura, que a menudo crean más incertidumbre que claridad.

El objetivo de este libro es proporcionar información científicamente sólida de forma comprensible para todos. Se explican detalladamente tanto los fundamentos médicos de la enfermedad como las distintas opciones de tratamiento y sus efectos. La atención se centra especialmente en la cuestión de cómo es posible llevar una vida larga y sana con cáncer de mama.

Este libro está dirigido a pacientes, familiares e interesados que deseen conocer los últimos avances en la investigación y el tratamiento del cáncer de mama. Su objetivo es ayudar a las personas a desarrollar expectativas realistas, tomar decisiones con conocimiento de causa y asumir la responsabilidad de mejorar su propio pronóstico. Se ha procurado que la presentación sea equilibrada: Aunque se destacan los enormes avances de la medicina oncológica, no se ocultan los retos y limitaciones terapéuticas existentes.

Otro objetivo es animar a las afectadas y proporcionarles estrategias no sólo para recibir la mejor atención médica posible, sino también para mantenerse estables mental y socialmente. El cáncer de mama no es sólo un diagnóstico médico, sino también una experiencia que afecta a toda su vida. Por ello, este libro no sólo aborda los aspectos físicos, sino también los emocionales y sociales.

En medicina no existe la certeza absoluta, y menos en oncología. Mientras que algunas pacientes permanecen sanas durante décadas tras el diagnóstico de un cáncer de mama, otras experimentan una recaída o un empeoramiento de su enfermedad a pesar de un tratamiento óptimo.

Este libro no pretende garantizar la curación ni presentar verdades absolutas. Más bien se basa en el estado actual de la ciencia y ofrece una visión realista de las posibilidades y limitaciones de la medicina moderna. No se hacen promesas de curación, pero se presentan estrategias científicamente probadas que pueden contribuir de forma demostrable a mejorar las posibilidades de supervivencia y la calidad de vida.

Es especialmente importante adoptar una actitud crítica ante ofertas dudosas que pueden suscitar falsas esperanzas o incluso resultar peligrosas. La medicina basada en la evidencia sigue siendo la base de todo el contenido presentado en este libro. El objetivo es ofrecer una perspectiva fundamentada y racional que ayude a los afectados a tomar decisiones autodeterminadas y a gestionar su enfermedad de la mejor manera posible.

2. Fundamentos médicos del cáncer de mama

2.1 Desarrollo y mecanismos biológicos moleculares del cáncer de mama

El cáncer de mama es una enfermedad causada por la proliferación incontrolada de células en el tejido de la glándula mamaria. En condiciones normales, el crecimiento y la división celular están regulados por una compleja interacción de diferentes mecanismos. Entre ellos se encuentran la activación e inactivación de determinados genes, la producción de factores de crecimiento y mecanismos de control que impiden una división celular excesiva. Si estos mecanismos de control fallan, una célula puede multiplicarse de forma descontrolada, dando lugar a un cáncer.

El primer paso en el desarrollo del cáncer suele ser una mutación genética, que puede producirse espontáneamente o verse favorecida por influencias externas como radiaciones ionizantes, determinadas sustancias químicas o factores hormonales. Hay dos grupos de genes especialmente afectados: Los protooncogenes y los genes supresores de tumores.

Los protooncogenes son genes que regulan el crecimiento celular en condiciones normales. Las mutaciones pueden convertirlos en oncogenes que promueven la división celular descontrolada. Un ejemplo bien conocido es el gen HER2 (receptor 2 del factor de crecimiento epidérmico humano), que está sobreactivado en alrededor del 15-20% de todos los casos de cáncer de mama. La sobreexpresión de este gen conduce a una mayor producción de receptores de crecimiento en la superficie celular, lo que acelera el crecimiento tumoral.

Los genes supresores de tumores, por su parte, tienen la misión de frenar el crecimiento celular y controlar la división celular. Las mutaciones en estos genes hacen que falle la regulación celular.

El gen TP53, que codifica la proteína p53, es especialmente conocido. Esta proteína desempeña un papel central en el control de la división celular y la reparación del ADN dañado. Si este gen sufre una mutación, ya no puede cumplir su función protectora, lo que permite que las células defectuosas se multipliquen sin control.

Otro mecanismo de carcinogénesis afecta a los llamados genes reparadores del ADN, que se encargan de corregir los daños en el ADN. Los genes BRCA1 y BRCA2, que desempeñan un papel decisivo en la reparación de roturas de doble cadena en el ADN, son especialmente relevantes en este caso. Las mujeres con una mutación en uno de estos genes tienen un riesgo significativamente mayor de desarrollar cáncer de mama o de ovario.

Además de estos factores genéticos, los cambios epigenéticos también influyen en el desarrollo del cáncer. Mientras que las mutaciones genéticas alteran directamente la secuencia del ADN, los cambios epigenéticos afectan a la actividad de los genes sin alterar su secuencia. Entre ellos se encuentran la metilación del ADN y las modificaciones de las histonas que regulan la expresión de determinados genes. Si, por ejemplo, un gen supresor de tumores es "silenciado" por metilación, esto puede contribuir al desarrollo del cáncer.

Otro factor importante es el microentorno tumoral, es decir, el tejido que rodea al tumor. Determinadas células inmunitarias, fibroblastos y vasos sanguíneos pueden inhibir o favorecer el crecimiento tumoral. Por ejemplo, se sabe que los macrófagos asociados al tumor favorecen la formación de nuevos vasos sanguíneos e impiden que el sistema inmunitario elimine las células cancerosas.

El desarrollo del cáncer de mama es, por tanto, el resultado de una compleja interacción de factores genéticos, epigenéticos y ambientales. La comprensión de estos mecanismos constituye la base de los modernos enfoques terapéuticos dirigidos a puntos débiles específicos de las células tumorales.

2.2 Clasificación: tumores hormonodependientes, tumores HER2 positivos, formas de cáncer de mama triple negativo.

El cáncer de mama no es una enfermedad uniforme, sino que comprende varios subtipos que difieren en su biología, comportamiento de crecimiento y respuesta al tratamiento. La categorización se basa principalmente en la expresión de determinados receptores en la superficie celular.

2.2.1. Cáncer de mama hormonodependiente (tumores ER+/PR+)

La mayoría de los cánceres de mama, sobre todo en mujeres posmenopáusicas, se caracterizan por mecanismos de crecimiento dependientes de hormonas. Alrededor del setenta al ochenta por ciento de todos los carcinomas de mama presentan una expresión de receptores hormonales, en la que los receptores de estrógenos y los receptores de progesterona desempeñan un papel decisivo. Estas células tumorales tienen sitios de unión específicos para las hormonas sexuales femeninas estrógeno y progesterona, de modo que las hormonas pueden acoplarse a los receptores y desencadenar la transducción de señales intracelulares, lo que conduce a la activación de mecanismos que promueven el crecimiento. Esto favorece la división celular y la proliferación tumoral, lo que a su vez puede conducir a la progresión de la enfermedad.

Debido a esta dependencia hormonal, esta forma de cáncer de mama puede tratarse con enfoques de terapia endocrina selectiva dirigidos a bloquear directamente los receptores hormonales, reducir la producción hormonal del propio organismo o interrumpir la señalización hormonal de otras formas. Uno de los grupos de sustancias activas más utilizados en la terapia endocrina es el modulador selectivo de los receptores de estrógenos, el tamoxifeno. Este fármaco se une a los receptores estrogénicos de las células tumorales e impide así que el propio estrógeno del organismo se acople a los receptores. Como el estrógeno es esencial para estimular el crecimiento tumoral, el bloqueo de los receptores tiene un efecto inhibidor del crecimiento. El tamoxifeno se utiliza sobre todo en pacientes premenopáusicas, ya que en esta fase la producción de estrógenos del propio organismo aún no puede verse gravemente afectada por otras medidas terapéuticas. Además, el tamoxifeno también tiene un cierto efecto agonista en determinados tejidos, como el endometrio y los huesos, por lo que la terapia debe controlarse cuidadosamente para reconocer en una fase temprana posibles efectos secundarios, como un mayor riesgo de cáncer de endometrio o episodios tromboembólicos.

Otra estrategia farmacológica importante en el tratamiento endocrino del cáncer de mama hormonodependiente es el uso de inhibidores de la aromatasa. Esta clase de sustancias incluye agentes como el anastrozol, el letrozol y el exemestano, cuyo objetivo es reducir la producción de estrógenos propia del organismo. En las mujeres posmenopáusicas, los estrógenos ya no se sintetizan principalmente en los ovarios, sino en los tejidos periféricos, sobre todo en el tejido adiposo y las glándulas suprarrenales. Aquí es donde se necesita la enzima aromatasa para sintetizar estrógenos a partir de hormonas precursoras androgénicas como la androstenediona y la testosterona. Los inhibidores de la aromatasa bloquean esta enzima e impiden así la conversión de las hormonas precursoras en estrógenos. Esto reduce el nivel de estrógenos en el organismo, lo que ralentiza el crecimiento de las células tumorales o incluso puede provocar la muerte de las células tumorales hormonodependientes. Por lo general, estos fármacos se prefieren en pacientes posmenopáusicas, ya que son menos eficaces en la fase premenopáusica, mientras los ovarios sigan produciendo grandes cantidades de estrógenos.

Otro enfoque terapéutico es el uso de análogos de la hormona liberadora de gonadotropina, también conocidos como agonistas de la GnRH. Estos principios activos, que incluyen la leuprorelina y la goserelina, por ejemplo, intervienen en la regulación de la función ovárica uniéndose a los receptores de GnRH en la hipófisis y provocando un bloqueo temporal de la liberación de la hormona allí. Normalmente, la hormona liberadora de gonadotropina del propio organismo estimula la hipófisis para que libere la hormona luteinizante y la hormona foliculoestimulante, que a su vez estimulan los ovarios para que produzcan estrógenos. Sin embargo, la administración continua de un análogo de la GnRH suprime esta regulación, lo que provoca una parada temporal de la función ovárica. Se produce así un descenso brusco de los niveles de estrógenos, lo que constituye un método eficaz para inhibir el crecimiento de tumores hormonodependientes, sobre todo en pacientes premenopáusicas. Esta forma de terapia se utiliza a menudo en combinación con otras medidas endocrinas, como el tamoxifeno o los inhibidores de la aromatasa, para lograr el bloqueo más completo posible de los mecanismos hormonales de crecimiento tumoral.

La terapia endocrina adecuada se selecciona de forma individual y se basa en diversos factores, como el estado de los receptores hormonales del tumor, el estado menopáusico de la paciente, así como posibles enfermedades concomitantes y factores de riesgo individuales. Dado que el cáncer de mama hormonodependiente suele progresar a lo largo de los años, estos enfoques terapéuticos suelen ser a largo plazo y requieren un seguimiento continuo para reconocer tanto la eficacia como los posibles efectos secundarios en una fase temprana y ajustar la terapia en caso necesario.

2.2.2. Tumores HER2 positivos

Los tumores HER2-positivos representan entre el quince y el veinte por ciento de todos los casos de cáncer de mama y se caracterizan por una expresión aumentada del receptor del factor de crecimiento epidérmico humano de tipo 2. Este receptor, que desempeña un papel importante en la división celular y la regeneración tisular en las células mamarias normales, está presente en un número significativamente mayor en la superficie celular de estos tumores. La sobreexpresión de la proteína HER2 provoca un aumento de la señalización dentro de las células, lo que acelera la división celular y hace que las células tumorales se multipliquen sin control. Esta dinámica de crecimiento agresiva hace que las formas de cáncer de mama HER2-positivas tengan a menudo un pronóstico menos favorable que los tumores de mama hormonodependientes, especialmente si permanecen sin tratamiento.

El desarrollo de terapias dirigidas contra el HER2 ha mejorado considerablemente las opciones de tratamiento de este tipo de tumor y ha optimizado notablemente el pronóstico de las pacientes con cáncer de mama HER2-positivo. Una de las opciones terapéuticas más importantes es el anticuerpo monoclonal trastuzumab, conocido con el nombre comercial de Herceptin. Este anticuerpo se une específicamente a la parte extracelular del receptor HER2 y bloquea su activación. Esto inhibe la transmisión de señales que promueven el crecimiento en la célula, lo que provoca una división celular más lenta y una menor proliferación tumoral. El trastuzumab también puede activar el sistema inmunitario para que las células inmunitarias del propio organismo ataquen y destruyan específicamente las células tumorales HER2-positivas. El trastuzumab suele administrarse en combinación con quimioterapia, ya que estos enfoques terapéuticos sinérgicos pueden mejorar aún más la eficacia del tratamiento.

Otra importante terapia anti-HER2 es el pertuzumab, también un anticuerpo monoclonal, que difiere del trastuzumab en que se dirige específicamente al receptor HER2- . Mientras que el trastuzumab inhibe la señalización directa a través de HER2, el pertuzumab bloquea la interacción entre HER2 y otros miembros de la familia de receptores HER, en particular HER3. Esto es de gran importancia, ya que la heterodimerización de HER2 con HER3 desencadena señales especialmente potentes que favorecen el crecimiento. Por tanto, la administración combinada de trastuzumab y pertuzumab puede inhibir simultáneamente dos mecanismos de señalización diferentes, lo que se traduce en una contención aún más eficaz del crecimiento tumoral. Este bloqueo dual de HER2 ha demostrado ser extremadamente eficaz, sobre todo en el cáncer de mama HER2-positivo avanzado o con metástasis.

Además de los anticuerpos monoclonales, ahora también se dispone de otros enfoques terapéuticos dirigidos específicamente contra los tumores HER2 positivos. Una de estas opciones terapéuticas innovadoras son los conjugados anticuerpo-fármaco, como el trastuzumab emtansina, conocido como T-DM1. Este fármaco combina el efecto HER2-específico del trastuzumab con un agente citotóxico que se introduce específicamente en las células cancerosas. Tras unirse al receptor HER2, el fármaco se absorbe en la célula tumoral y libera allí la sustancia citotóxica, que inhibe directamente la división celular y desencadena la muerte de la célula tumoral. Como este mecanismo de acción se dirige específicamente a las células tumorales HER2-positivas, los efectos secundarios sobre el tejido sano pueden reducirse en comparación con las quimioterapias convencionales.

Otro enfoque terapéutico prometedor es el uso de inhibidores de la tirosina cinasa, como lapatinib, que inhiben directamente la señalización intracelular del receptor HER2. Estos agentes impiden la activación de las vías de señalización posteriores responsables del crecimiento tumoral. El lapatinib se utiliza a menudo en combinación con otras terapias anti HER2 o quimioterapias, sobre todo en pacientes con cáncer de mama avanzado o metastásico que ya han recibido tratamiento previo con trastuzumab.

El tratamiento dirigido del cáncer de mama HER2-positivo con estas modernas terapias anti-HER2 ha mejorado significativamente el pronóstico de este tipo de tumor. Mientras que los tumores HER2-positivos solían asociarse a una agresividad especialmente elevada y a un mayor riesgo de recurrencia de la enfermedad, los enfoques terapéuticos actuales permiten aumentar considerablemente el tiempo de supervivencia y mejorar el control de la enfermedad.

2.2.3. Cáncer de mama triple negativo (CMTN)

El cáncer de mama triple negativo representa entre el diez y el quince por ciento de todos los casos de cáncer de mama y es una forma especialmente difícil de la enfermedad. El término "triple negativo" se refiere al hecho de que estos tumores no expresan receptores de estrógenos, receptores de progesterona ni proteínas HER2 en su superficie celular. Esto significa que no disponen de las opciones terapéuticas endocrinas y HER2 de eficacia probada que pueden utilizarse para otras formas de cáncer de mama. La ausencia de estas dianas terapéuticas hace necesarias estrategias de tratamiento alternativas.

Los tumores triple negativos suelen presentar una dinámica de crecimiento agresiva. Se caracterizan por una elevada tasa de división celular y una mayor tendencia a la metástasis en una fase temprana. En particular, esta forma de cáncer de mama aumenta el riesgo de metástasis a distancia en órganos como los pulmones, el hígado o el cerebro. Además, las tasas de recurrencia son especialmente elevadas en los primeros tres a cinco años tras el diagnóstico, por lo que resulta crucial un tratamiento constante y eficaz de. A pesar de estas dificultades, la investigación está avanzando de forma prometedora hacia el establecimiento de nuevas opciones terapéuticas para este grupo de pacientes.

En ausencia de terapias dirigidas, la quimioterapia es el tratamiento estándar más importante y eficaz para el cáncer de mama triple negativo hasta la fecha. En particular, las quimioterapias basadas en antraciclinas y taxanos han demostrado su eficacia, ya que inhiben el crecimiento incontrolado de las células tumorales y bloquean su división. Las quimioterapias basadas en el platino, como el cisplatino o el carboplatino, también muestran una buena eficacia, especialmente en pacientes con ciertas alteraciones genéticas como las mutaciones BRCA. Estas mutaciones merman la capacidad de las células para reparar los daños en el ADN, lo que hace que las células tumorales sean especialmente sensibles a las sustancias que dañan el ADN, como los compuestos de platino.

Un nuevo enfoque terapéutico prometedor es la inmunoterapia, cuyo objetivo es activar el propio sistema inmunitario del organismo y utilizarlo específicamente contra las células tumorales. Los inhibidores del punto de control inmunitario, como el atezolizumab o el pembrolizumab, se encuentran entre los agentes más investigados en este campo. Estos fármacos bloquean las vías de señalización inhibitorias del sistema inmunitario que normalmente impiden que las células inmunitarias reconozcan y ataquen a las células cancerosas. Especialmente en el cáncer de mama triple negativo con alta expresión de PD-L1, un biomarcador de la actividad del sistema inmunitario de defensa, se ha demostrado que las inmunoterapias en combinación con quimioterapia pueden mejorar la supervivencia sin progresión y el pronóstico global.

Además de las inmunoterapias, la investigación se centra cada vez más en los inhibidores de PARP. Estos agentes, entre los que se encuentran el olaparib y el talazoparib, interfieren específicamente en los mecanismos de reparación del ADN de las células tumorales. Normalmente, las células utilizan diferentes vías para reparar los daños en su material genético. Sin embargo, en pacientes con mutaciones en BRCA1 o BRCA2, ciertos mecanismos de reparación ya están alterados, lo que significa que las células tumorales tienen que recurrir a vías de reparación alternativas. Los inhibidores de PARP bloquean estos mecanismos restantes, provocando la acumulación de daños en el ADN de las células cancerosas, lo que en última instancia conduce a la muerte de las células tumorales. Esta opción terapéutica ha dado resultados prometedores, sobre todo en pacientes con una mutación BRCA conocida, y representa una estrategia de tratamiento más específica que la quimioterapia convencional.

Otros enfoques experimentales incluyen conjugados anticuerpo-fármaco como el sacituzumab govitecan, que se une a una proteína de superficie específica de las células de cáncer de mama triple negativo e introduce una sustancia citotóxica directamente en las células tumorales. Este mecanismo permite dañar selectivamente las células cancerosas y preservar en gran medida el tejido sano.

El tratamiento del cáncer de mama triple negativo sigue siendo un reto particular debido a su naturaleza agresiva, pero los continuos avances en la investigación están abriendo nuevas perspectivas. La identificación de biomarcadores específicos que permitan una terapia más selectiva es un objetivo clave de los avances futuros.

2.3 Dinámica de crecimiento y metástasis

El cáncer de mama es una enfermedad que puede crecer y diseminarse de formas muy diferentes. Mientras que algunos tumores crecen lentamente y apenas muestran cambios a lo largo de los años, hay formas especialmente agresivas que pueden alcanzar un tamaño considerable en poco tiempo y pueden diseminar metástasis a otros órganos en una fase temprana. La dinámica de crecimiento depende de diversos factores biológicos, como la composición genética de las células cancerosas, la actividad de determinados factores de crecimiento y la capacidad del tumor para eludir el sistema inmunitario y crear nuevas reservas de sangre.

2.3.1. Crecimiento tumoral local

En la mayoría de los casos, el desarrollo de un tumor de mama comienza con la proliferación incontrolada de células dentro de los conductos galactóforos (carcinoma ductal) o los lobulillos glandulares (carcinoma lobulillar). Inicialmente, el crecimiento se limita al tejido original. En esta fase, se habla de carcinoma ductal o lobulillar in situ, lo que significa que las células cancerosas aún no se han extendido más allá de los límites naturales del tejido.

Con el tiempo, algunos tumores desarrollan la capacidad de atravesar la membrana basal e invadir el tejido mamario circundante. Esto marca la transición a un cáncer de mama invasivo. El tumor empieza a interactuar con el tejido circundante, creando vasos sanguíneos y manipulando las células inmunitarias.

2.3.2. Angiogénesis: formación de nuevos vasos sanguíneos

Para que un tumor crezca y se extienda, necesita un suministro continuo de oxígeno y nutrientes, que se transportan a través de la sangre. En la fase inicial de su desarrollo, un tumor es todavía lo suficientemente pequeño como para recibir estas sustancias vitales a través de la difusión desde el tejido circundante. Sin embargo, este suministro pasivo sólo es suficiente hasta un determinado tamaño del tumor, ya que la vía de difusión para el oxígeno y los nutrientes es limitada. En cuanto el tumor alcanza un tamaño crítico, esta forma de suministro deja de ser suficiente y se ve obligado a desarrollar activamente nuevas estrategias para cubrir sus necesidades de energía y oxígeno. Para ello, inicia una serie de procesos biológicos que se resumen bajo el término angiogénesis.

La angiogénesis describe la formación de nuevos vasos sanguíneos a partir de capilares existentes. Este proceso se inicia por la liberación de moléculas de señalización específicas que estimulan el crecimiento y la diferenciación de las células endoteliales. Estas células forman las paredes internas de los vasos sanguíneos y son esenciales para la formación de nuevos capilares. La inducción selectiva de la angiogénesis garantiza que el tumor reciba un suministro continuo de oxígeno y nutrientes, lo que permite y acelera su crecimiento ulterior. Al mismo tiempo, la formación de nuevos vasos sanguíneos da al tumor la oportunidad de infiltrar células tumorales en el torrente sanguíneo, lo que aumenta significativamente la probabilidad de metástasis, es decir, la propagación de las células cancerosas a otros órganos.

Un factor central en la angiogénesis tumoral es el factor de crecimiento endotelial vascular (VEGF). Esta molécula de señalización pertenece a la familia de los factores de crecimiento y desempeña un papel clave en la inducción y regulación del crecimiento vascular. El VEGF se une a receptores específicos en la superficie de las células endoteliales y desencadena una cascada de señales bioquímicas que promueven la proliferación, migración y diferenciación de estas células. El resultado es la formación y remodelación de capilares que suministran sangre adicional al tumor. La producción de VEGF aumenta con la falta de oxígeno, es decir, con la hipoxia. Las células tumorales situadas en una zona desabastecida liberan VEGF para estimular a las células vasculares circundantes a formar nuevos capilares. Este mecanismo contribuye de forma decisiva a la capacidad del tumor para adaptarse a su entorno y le permite seguir creciendo incluso en condiciones desfavorables.

Además del VEGF, los factores de crecimiento de fibroblastos (FGF) también desempeñan un papel importante en la angiogénesis tumoral. Estos factores de crecimiento son responsables de diversos procesos biológicos, como la proliferación celular, la diferenciación y la renovación tisular. En la angiogénesis, los FGF favorecen la migración y división de las células endoteliales, contribuyendo así a la formación de nuevos vasos sanguíneos. También intervienen en la regulación del microentorno tumoral al influir en los procesos inflamatorios y las interacciones con otros tipos de células del tejido tumoral.

Las metaloproteinasas de la matriz, abreviadas MMP, son otro factor clave en la angiogénesis. Estas enzimas son responsables de la descomposición de la matriz extracelular, una estructura de proteínas y otras moléculas que estabiliza el tejido y conecta las células entre sí. Al romper esta barrera tisular, las MMP permiten que las células tumorales se extiendan al tejido adyacente y se abran camino hacia nuevas fuentes de nutrientes. Además, ayudan a preparar el entorno para la formación de nuevos vasos sanguíneos aflojando las estructuras del tejido circundante y reforzando la vía de señalización del VEGF.

La capacidad del tumor para generar activamente nuevos vasos sanguíneos es una base esencial para su posterior crecimiento y propagación. Mediante la inducción selectiva de la angiogénesis, el tumor puede abastecerse de nutrientes vitales independientemente de las estructuras vasculares originales y sobrevivir así incluso en condiciones adversas. Al mismo tiempo, los vasos sanguíneos recién formados aumentan el riesgo de que las células tumorales se extiendan por el torrente sanguíneo, lo que favorece la metástasis. Este mecanismo convierte a angiogenesis en un objetivo central de la investigación oncológica, ya que la inhibición selectiva de este proceso puede ralentizar o incluso detener el crecimiento de los tumores. Las terapias dirigidas a bloquear el VEGF u otros factores angiogénicos ya se utilizan clínicamente y, en combinación con otras formas de tratamiento, tienen el potencial de controlar eficazmente la progresión de ciertos tipos de cáncer.

2.3.3. Metástasis: propagación de las células cancerosas

Una etapa especialmente crítica en la progresión del cáncer de mama es la metástasis, es decir, la capacidad de las células cancerosas de desprenderse de su lugar de origen, viajar por vía sanguínea o linfática a partes distantes del cuerpo y formar allí nuevas metástasis tumorales. Este proceso representa uno de los mayores retos de la terapia oncológica, ya que los tumores metastásicos suelen ser difíciles de tratar e influyen decisivamente en el pronóstico del paciente. Mientras que el cáncer de mama en estadio inicial puede tratarse a menudo con éxito, la aparición de metástasis se asocia a un pronóstico significativamente menos favorable. El proceso de metástasis es muy complejo y se desarrolla en varias etapas sucesivas que permiten a las células cancerosas desprenderse del tumor primario, sobrevivir y establecerse en nuevos tejidos.

La primera fase de la metástasis comienza con la invasión del tejido circundante. Durante este proceso, las células tumorales pierden sus contactos celulares originales y cambian sus propiedades biológicas. Este proceso está estrechamente relacionado con la llamada transición epitelio-mesénquima, en la que las células tumorales epiteliales abandonan su estructura polarizada, se vuelven más móviles y desarrollan una mayor capacidad de invasión. Para desplazarse por el tejido circundante, producen enzimas como las metaloproteinasas de matriz, que degradan la matriz extracelular y permiten a las células cancerosas invadir estructuras vecinas. Estos cambios son cruciales, ya que permiten a las células tumorales liberarse de la estructura celular sólida del tumor primario y desplazarse activamente por el tejido circundante.

En el siguiente paso, conocido como intravasación, las células tumorales penetran en los vasos sanguíneos o linfáticos. Esto ocurre de forma activa mediante la penetración dirigida en el sistema vascular o de forma pasiva cuando la pared del vaso resulta dañada por la agresiva propagación del tumor. La capacidad de las células tumorales para penetrar en el sistema vascular o linfático es un punto crítico, ya que les permite acceder a regiones distantes del cuerpo. En el torrente sanguíneo, sin embargo, las células cancerosas están expuestas a un estrés considerable, incluidas las fuerzas de cizallamiento del torrente sanguíneo y los ataques de las células inmunitarias. Muchas células tumorales mueren durante esta fase, pero algunas sobreviven rodeándose de plaquetas, por ejemplo, que las protegen de las reacciones inmunitarias y facilitan su adhesión a la pared vascular.

La tercera fase de la metástasis consiste en la circulación de las células tumorales por el organismo. Las células tumorales son transportadas a diversos órganos a través del sistema sanguíneo arterial o venoso y del sistema linfático. En este proceso intervienen tanto factores mecánicos como afinidades biológicas entre determinadas células tumorales y determinados órganos. El denominado principio de la "semilla y el suelo" describe el hecho de que no todos los órganos son igual de susceptibles a las metástasis, sino que las células tumorales prefieren asentarse en tejidos con condiciones de crecimiento adecuadas.

En la siguiente fase, la extravasación, las células tumorales abandonan el torrente sanguíneo y se asientan en un nuevo tejido. Esto suele ocurrir en zonas con un flujo sanguíneo más lento, por ejemplo, en las redes capilares de órganos como los huesos, los pulmones, el hígado o el cerebro. Para salir del torrente sanguíneo, las células cancerosas tienen que romper de nuevo las barreras tisulares, disolviendo los contactos celulares de la pared vascular o colándose entre las células endoteliales. Una vez en el nuevo tejido, las células deben sobrevivir y adaptarse al nuevo microentorno, lo que no siempre consiguen. Muchas células tumorales mueren en esta fase debido a condiciones desfavorables o a la falta de factores de crecimiento.

Las células tumorales supervivientes forman inicialmente las denominadas micrometástasis. Estas pequeñas colonias celulares suelen permanecer en un estado latente, en el que pueden permanecer inactivas durante mucho tiempo antes de empezar a dividirse de nuevo. Este fenómeno, conocido como latencia, explica por qué algunas metástasis del cáncer de mama sólo aparecen años o incluso décadas después del diagnóstico original. Determinados cambios en el microentorno tumoral, influencias hormonales o mutaciones genéticas pueden reactivar las micrometástasis e iniciar su crecimiento.

Por último, puede producirse un crecimiento macrometastásico, en el que las metástasis se extienden aún más y se manifiestan clínicamente. En esta fase, la masa tumoral secundaria empieza a cuidar de sí misma activando los procesos de angiogénesis y creando su propio microentorno para favorecer el crecimiento. Las metástasis empiezan a desplazar el tejido vecino y a invadir las estructuras circundantes, dando lugar a los síntomas característicos que a menudo sólo se perciben en esta fase avanzada.

El cáncer de mama tiene una especial afinidad por la metástasis en determinados órganos. Los lugares más frecuentes de metástasis son los huesos, los pulmones, el hígado y el cerebro. Los huesos son el órgano diana más frecuente de las metástasis del cáncer de mama. Las células tumorales que alcanzan el tejido óseo pueden alterar el equilibrio entre los procesos de formación y degradación del hueso, lo que provoca dolor óseo, fracturas y otras complicaciones esqueléticas. Los pulmones también son un órgano frecuentemente afectado, ya que la densa red capilar de los pulmones es un lugar ideal para que se adhieran las células cancerosas. Las metástasis pulmonares pueden permanecer asintomáticas durante mucho tiempo o provocar dificultad respiratoria, tos y dolor torácico. El hígado es otro órgano diana importante para las metástasis del cáncer de mama, ya que tiene un elevado riego sanguíneo procedente del sistema venoso portal, lo que crea un entorno favorable para las células tumorales. Las metástasis hepáticas pueden hacerse evidentes a través de dolor abdominal superior, ictericia o pérdida de peso poco clara. Las metástasis cerebrales son menos frecuentes, pero representan una complicación grave, ya que pueden causar síntomas neurológicos como cefaleas, deterioro cognitivo o parálisis.

La capacidad de metástasis de un tumor es uno de los factores pronósticos más importantes de la evolución de la enfermedad. La investigación de los mecanismos de metástasis es, por tanto, un objetivo central de la investigación oncológica moderna para desarrollar nuevas estrategias terapéuticas que puedan impedir la diseminación de las células cancerosas o alterar de forma selectiva las condiciones de crecimiento de las metástasis. La inhibición de la angiogénesis, el bloqueo de vías de señalización específicas o la modulación del sistema inmunitario son enfoques prometedores para mejorar el pronóstico a largo plazo de las pacientes con cáncer de mama metastásico.

2.4 Factores genéticos y epigenéticos influyentes

El cáncer de mama no es sólo el resultado de mutaciones genéticas individuales, sino que surge de una compleja interacción de factores genéticos y epigenéticos.

2.4.1. Factores genéticos de riesgo

Algunas formas de cáncer de mama tienen un componente hereditario, lo que significa que determinadas mutaciones genéticas se transmiten de padres a hijos y pueden aumentar significativamente el riesgo de desarrollar la enfermedad. Aunque la mayoría de los casos de cáncer de mama se consideran esporádicos y están causados por factores ambientales y cambios genéticos aleatorios, alrededor del cinco al diez por ciento de todos los casos de cáncer de mama tienen una causa hereditaria claramente detectable. Las mujeres portadoras de determinadas mutaciones genéticas tienen un riesgo significativamente mayor de desarrollar cáncer de mama a lo largo de su vida, a menudo a una edad más temprana que la población general.

Los genes más conocidos e investigados asociados al cáncer de mama hereditario son el BRCA1 y el BRCA2. Estos genes codifican proteínas que desempeñan un papel central en la reparación de daños en el ADN. Normalmente, son esenciales para mantener la estabilidad genómica, ya que reparan las cadenas de ADN dañadas y evitan así que se acumulen mutaciones en las células. Sin embargo, si existen mutaciones en BRCA1 o BRCA2, esta función de reparación se ve gravemente afectada, lo que provoca una mayor susceptibilidad a la división celular descontrolada y al crecimiento tumoral. Las mujeres con una mutación en uno de estos genes tienen un riesgo de por vida de padecer cáncer de mama de hasta el ochenta por ciento y también un mayor riesgo de cáncer de ovario. Como estas mutaciones se heredan de forma autosómica dominante, hay un cincuenta por ciento de probabilidades de que los hijos de padres afectados también sean portadores de la mutación.

Además de BRCA1 y BRCA2, hay otros genes cuyas mutaciones se asocian a un mayor riesgo de cáncer de mama. Un factor importante en este contexto es el gen supresor de tumores TP53. Este gen codifica la proteína p53, conocida como el "guardián del genoma", ya que controla el crecimiento celular y la regulación del ciclo celular. p53 desempeña un papel central en la inducción de la apoptosis, es decir, la muerte celular programada, si una célula presenta demasiados daños en el ADN. Las mutaciones en el gen TP53 están asociadas al síndrome de Li-Fraumeni, un trastorno genético raro pero grave que aumenta significativamente el riesgo de padecer múltiples cánceres, incluido el de mama. Dado que el p53 desempeña un papel tan central en el control del crecimiento y la supervivencia de las células, las mutaciones de este gen suelen tener graves repercusiones en el desarrollo de tumores.

Otro gen que interviene en la respuesta al daño del ADN es el CHEK2. Este gen codifica una proteína que interviene en la regulación del ciclo celular y desempeña un papel de apoyo en la reparación del daño en el ADN. Las mutaciones en CHEK2 son menos frecuentes que las mutaciones en BRCA, pero aún así aumentan significativamente el riesgo de cáncer de mama. En concreto, la mutación CHEK2-1100delC se ha asociado a un riesgo moderadamente mayor de cáncer de mama en varios grupos de población. Dado que CHEK2 participa en un mecanismo de reparación similar al de BRCA1 y BRCA2, los defectos en este gen también pueden provocar un aumento de la inestabilidad genética.

Otro gen relevante es PALB2, que interactúa directamente con BRCA2 y desempeña un papel clave en la recombinación homóloga, uno de los mecanismos de reparación del ADN más importantes. Las mutaciones en PALB2 se han identificado como uno de los factores de riesgo más importantes del cáncer de mama hereditario. Las mujeres con una mutación patogénica en PALB2 tienen un riesgo significativamente mayor de cáncer de mama, que puede ser comparable al riesgo de mutaciones en BRCA2. Las mutaciones PALB2 son más raras que las mutaciones BRCA1 o BRCA2, pero sin embargo desempeñan un papel decisivo en la predisposición genética al cáncer de mama.

La identificación de los factores de riesgo hereditarios es una parte importante de la oncología moderna, ya que permite adoptar medidas específicas para la prevención y la detección precoz del cáncer. Las mujeres portadoras de mutaciones de alto riesgo tienen varias opciones para reducir su riesgo de cáncer de mama. Entre ellas figuran programas intensificados de detección precoz con mamografías y resonancias magnéticas periódicas, así como medidas profilácticas como la mastectomía preventiva o la extirpación de los ovarios para reducir el riesgo de cáncer de ovario. Además, se están desarrollando cada vez más terapias dirigidas, como los inhibidores de PARP, que están mostrando un efecto prometedor, sobre todo en pacientes con mutaciones BRCA. A medida que la investigación genética siga evolucionando, es probable que en el futuro se identifiquen más factores genéticos que influyan en el riesgo de cáncer de mama, lo que podría abrir nuevas vías de diagnóstico, prevención y tratamiento.

2.4.2. Cambios epigenéticos

Mientras que las mutaciones genéticas representan un cambio en la propia secuencia de ADN y, por tanto, provocan un cambio permanente en la información genética, los mecanismos epigenéticos son modificaciones reversibles que influyen en la actividad de los genes sin cambiar la secuencia de ADN subyacente. Estos mecanismos desempeñan un papel fundamental en la regulación de la expresión génica y son cruciales para el funcionamiento normal de las células. Controlan qué genes están activos en una célula concreta y cuáles no, y contribuyen así a la diferenciación y especialización de las células del cuerpo humano. En la carcinogénesis, sin embargo, los cambios epigenéticos pueden provocar la desregulación de genes importantes, especialmente los que controlan el crecimiento celular o reparan los daños en el ADN. Como las modificaciones epigenéticas son en principio reversibles, representan una diana prometedora para nuevos enfoques terapéuticos en oncología.

Uno de los mecanismos epigenéticos más importantes es la metilación del ADN, en la que pequeños grupos químicos, los llamados grupos metilo, se unen a determinados segmentos del ADN. Estos grupos metilo se unen principalmente a bases de citosina dentro de secuencias específicas de ADN, en particular a las llamadas islas CpG, que a menudo se encuentran en las regiones promotoras de los genes. La metilación de estas regiones significa que los genes afectados ya no pueden leerse, un proceso conocido como silenciamiento génico. En las células normales, la metilación del ADN es un mecanismo esencial para regular la actividad de los genes, pero en las células cancerosas puede producirse una metilación aberrante. Los genes supresores de tumores, que normalmente limitan el crecimiento celular o reparan los daños en el ADN, pueden inactivarse por un exceso de metilación, lo que permite a la célula crecer y mutar sin control. Al mismo tiempo, en algunos casos los genes promotores del cáncer se activan por una metilación incorrecta, lo que puede favorecer el desarrollo y la progresión de los tumores.

Otro mecanismo epigenético fundamental es la modificación de las histonas, las proteínas alrededor de las cuales se envuelve el ADN para empaquetarlo y estabilizarlo. Las histonas desempeñan un papel crucial en la regulación de la expresión génica al influir en el empaquetamiento del ADN. Modificaciones químicas como la acetilación, la metilación, la fosforilación o la ubiquitinación cambian la estructura de las histonas y, por tanto, la accesibilidad del ADN para la maquinaria de transcripción de la célula. Un aumento de la acetilación de las histonas, por ejemplo, hace que el ADN se empaquete de forma más suelta y los genes puedan leerse con mayor facilidad, mientras que la desacetilación empaqueta el ADN de forma más apretada e inhibe la expresión génica. En las células cancerosas, estas modificaciones suelen estar mal reguladas, lo que provoca la activación excesiva de genes promotores del cáncer o el silenciamiento de genes que controlan la división celular y la reparación del ADN. Los inhibidores de la histona desacetilasa se encuentran entre los fármacos epigenéticos que pueden influir específicamente en estos cambios reactivando los genes supresores de tumores y frenando el crecimiento descontrolado de las células cancerosas.

Además de la metilación del ADN y las modificaciones de las histonas, las moléculas de ARN no codificantes, en particular los microARN, también desempeñan un papel importante en la regulación epigenética de la expresión génica. Los microARN son secuencias cortas de ARN que se unen a moléculas de ARN mensajero e impiden su traducción en proteínas o aceleran la degradación del ARN mensajero. Son, por tanto, reguladores esenciales de numerosos procesos biológicos, entre ellos el crecimiento celular, la diferenciación y la apoptosis. En el desarrollo del cáncer, ciertos microARN pueden actuar como oncogenes al regular a la baja la expresión de genes supresores de tumores. Otros microARN, en cambio, actúan como moléculas supresoras de tumores al inhibir la expresión de genes promotores del cáncer. La desregulación de los microARN se ha demostrado en muchos tipos de tumores, incluido el cáncer de mama, y se está investigando intensamente para desarrollar nuevas estrategias terapéuticas.

Los cambios epigenéticos son especialmente interesantes para la investigación moderna del cáncer porque, a diferencia de las mutaciones genéticas, son potencialmente reversibles. Mientras que las mutaciones del ADN son permanentes y no pueden revertirse, las modificaciones epigenéticas pueden modificarse con fármacos específicos. Ya se están probando varias terapias epigenéticas en investigación clínica, como los inhibidores de la metiltransferasa del ADN, que revierten la metilación patológica del ADN, y los inhibidores de la histona desacetilasa, que normalizan la modificación defectuosa de las histonas. Estos enfoques tienen el potencial de frenar el crecimiento de las células tumorales reactivando genes reguladores importantes y restableciendo el equilibrio epigenético en las células cancerosas. La combinación de fármacos epigenéticos con otras terapias contra el cáncer, como la quimioterapia, la inmunoterapia o las terapias moleculares dirigidas, podría ser una estrategia prometedora para mejorar los resultados del tratamiento en el futuro.

2.5 Influencia de las hormonas en el crecimiento tumoral

Las hormonas desempeñan un papel fundamental en el desarrollo y la progresión de muchos tipos de cáncer de mama, especialmente los tumores hormonodependientes. Las hormonas más importantes en este contexto son los estrógenos y la progesterona, que activan señales de crecimiento celular a través de sus receptores.

2.5.1. Estrógenos y cáncer de mama

El estrógeno es una hormona sexual femenina clave que controla un gran número de procesos biológicos en el organismo. Además de su papel esencial en la regulación del ciclo menstrual y la reproducción, el estrógeno también tiene efectos de gran alcance sobre el crecimiento celular y el metabolismo celular. Sobre todo, en los tejidos hormonodependientes, como la mama, los estrógenos influyen en la proliferación, la diferenciación y la supervivencia de las células. En condiciones fisiológicas, estas propiedades son esenciales para el desarrollo normal de la glándula mamaria y la regeneración de los tejidos, pero pueden desempeñar un papel crítico en el desarrollo de tumores.

En la mama, los estrógenos pueden promover el crecimiento de células cancerosas uniéndose a receptores de estrógenos específicos que están presentes en la superficie o en el interior de las células del tejido mamario. Estos receptores pertenecen a la familia de los receptores hormonales nucleares y actúan como factores de transcripción que regulan específicamente determinados genes tras su activación por el estrógeno. La expresión de estos receptores es especialmente elevada en las células de cáncer de mama hormonodependientes, de modo que el estrógeno actúa como factor impulsor del crecimiento tumoral. La unión del estrógeno a los receptores estrogénicos activa diversas cascadas de señalización que favorecen el crecimiento celular y aumentan la resistencia de las células tumorales a la muerte celular programada.

Una de las vías de señalización más importantes activadas por los estrógenos es la vía de señalización MAPK, que desempeña un papel central en la regulación de la división celular. MAPK son las siglas en inglés de proteína cinasa activada por mitógenos, una familia de enzimas que transmiten señales desde la membrana celular al interior de la célula y controlan el crecimiento y la proliferación celular. En las células de cáncer de mama hormonodependientes, la activación de esta vía de señalización puede conducir a una proliferación descontrolada de las células tumorales. Como esta vía de señalización interactúa estrechamente con otros factores de crecimiento, el estrógeno puede provocar un aumento de la división celular y favorecer así la progresión del cáncer.

Otra vía de señalización esencial en la que influyen los estrógenos es la vía de señalización PI3K/AKT. Esta vía de señalización es responsable de la supervivencia celular mediante la activación de diversos mecanismos para inhibir la apoptosis, es decir, la muerte celular programada. Normalmente, la apoptosis sirve como mecanismo protector para eliminar específicamente las células defectuosas o dañadas. En las células cancerosas, sin embargo, este mecanismo suele estar alterado, lo que permite a las células sobrevivir y seguir multiplicándose a pesar de los daños genéticos. Al activar la vía de señalización PI3K/AKT, los estrógenos pueden contribuir a que las células del cáncer de mama se vuelvan más resistentes a las señales apoptóticas y, por tanto, más difíciles de morir.

Además, los estrógenos influyen en la **vía de** señalización NF-κB, que desempeña un papel central en los procesos inflamatorios y la regulación inmunitaria. El factor de transcripción **NF-κB** está sobreactivado en muchos tumores y regula genes implicados en reacciones inflamatorias, supervivencia celular y metástasis. Mediante la activación de esta vía de señalización, las células tumorales pueden modificar su microentorno de forma que se potencien los procesos proinflamatorios, lo que favorece el crecimiento tumoral y aumenta la capacidad de metástasis de las células.

Dado que el cáncer de mama hormonodependiente depende en gran medida de los estrógenos, estos tumores pueden tratarse específicamente con terapias endocrinas. Una de las estrategias terapéuticas más importantes es el bloqueo de los receptores estrogénicos mediante moduladores selectivos de los receptores estrogénicos, como el tamoxifeno. Este fármaco se une a los receptores estrogénicos de las células cancerosas, pero sin desencadenar el mismo efecto promotor del crecimiento que el estrógeno propio del organismo. Así se bloquea la transmisión de señales, lo que inhibe el crecimiento de las células tumorales. El tamoxifeno se utiliza sobre todo en pacientes premenopáusicas, ya que sigue siendo eficaz incluso en presencia de niveles elevados de estrógenos.

Otra opción de tratamiento eficaz es inhibir la producción de estrógenos del propio organismo con inhibidores de la aromatasa como el anastrozol, el letrozol o el exemestano. Estos fármacos bloquean la enzima aromatasa, responsable de convertir las hormonas precursoras androgénicas en estrógenos. Como la mayor parte de los estrógenos de las mujeres posmenopáusicas ya no se producen en los ovarios, sino en el tejido adiposo y las glándulas suprarrenales, la inhibición de la aromatasa es una forma eficaz de reducir los niveles de estrógenos en el organismo y frenar el crecimiento de los tumores hormonodependientes.

Al influir específicamente en las vías de señalización hormonal, las terapias endocrinas han mejorado notablemente el pronóstico de las pacientes con cáncer de mama hormonodependiente. La combinación de la determinación precisa del estado de los receptores hormonales y los enfoques terapéuticos individualizados permite un tratamiento preciso y adaptado a las características biológicas del tumor.

2.5.2. Progesterona y cáncer de mama

La progesterona es otra hormona sexual femenina que, junto con los estrógenos, desempeña un papel esencial en la regulación del tejido de la glándula mamaria. Mientras que los estrógenos son responsables del crecimiento y la proliferación de las células de la glándula mamaria en las distintas fases del ciclo menstrual, la progesterona favorece la diferenciación de estas células y prepara el tejido para posibles embarazos. Esta función fisiológica está estrechamente vinculada a la regulación hormonal cíclica del organismo femenino. Sin embargo, en determinados casos la progesterona también puede favorecer el crecimiento de células cancerosas de mama al activar los receptores de progesterona.

El efecto de la progesterona está mediado por receptores nucleares específicos, los receptores de progesterona. Estos receptores pertenecen a la familia de los receptores de hormonas esteroideas y se localizan en el interior de los núcleos celulares. En cuanto la progesterona se une a estos receptores, se activan varias vías de señalización que influyen tanto en la proliferación como en la supervivencia celular. Los estudios han demostrado que las células de cáncer de mama con receptores de progesterona positivos suelen expresar también receptores de estrógenos, ya que el propio receptor de progesterona está regulado por los estrógenos. Esto significa que los tumores que tienen receptores tanto de estrógenos como de progesterona son especialmente sensibles a los cambios hormonales y su crecimiento puede verse específicamente influido por terapias de modulación hormonal.

La activación de los receptores de progesterona puede favorecer el crecimiento tumoral a través de diversos mecanismos. Una de las vías centrales es la regulación de los genes del ciclo celular, cruciales para la división celular. La progesterona puede promover directamente el crecimiento celular mediante la activación de genes que aceleran la división celular. Al mismo tiempo, la progesterona también influye en la interacción entre las células tumorales y su microentorno mediante la regulación de las vías de señalización que influyen en los procesos inflamatorios y los factores de crecimiento. Especialmente en combinación con el estrógeno, la progesterona puede aumentar significativamente el crecimiento de las células del cáncer de mama, ya que ambas hormonas tienen un efecto sinérgico en la regulación de la proliferación y la supervivencia celular.

Basándose en estos resultados, en las formas hormonodependientes de cáncer de mama se suele utilizar una terapia hormonal combinada para bloquear tanto los efectos de los estrógenos como los de la progesterona. Una de las estrategias más importantes en este caso es el uso de moduladores selectivos de los receptores de estrógenos, como el tamoxifeno, que inhiben el efecto de los estrógenos en el tumor, así como la inhibición adicional del efecto de la progesterona. En algunos casos, también se utilizan antagonistas puros de los receptores de progesterona, que impiden específicamente la unión de la progesterona a su receptor. Un ejemplo de este tipo de sustancias es la mifepristona, que en estudios experimentales ha demostrado inhibir el crecimiento de células de cáncer de mama con receptores de progesterona positivos.

Otra estrategia de tratamiento clave es el uso de inhibidores de la aromatasa, que reducen la producción de estrógenos. Como los receptores de progesterona suelen expresarse en dependencia directa de los estrógenos, una reducción del nivel de estrógenos conlleva simultáneamente una reducción del efecto de la progesterona. Este enfoque es especialmente importante en las mujeres posmenopáusicas, ya que la síntesis de estrógenos tiene lugar principalmente en el tejido periférico y puede bloquearse eficazmente mediante inhibidores de la aromatasa.

Además de las formas clásicas de terapia endocrina, cada vez hay más enfoques de investigación dirigidos a influir de forma más específica en el papel de la progesterona en la progresión del cáncer de mama. Las terapias modernas investigan, por ejemplo, la combinación de bloqueantes hormonales con inhibidores selectivos de las vías de señalización activadas por la progesterona. Un enfoque prometedor es el bloqueo de la vía de señalización PI3K/AKT/mTOR, regulada por los estrógenos y la progesterona y que desempeña un papel clave en la supervivencia celular de las células del cáncer de mama. Los primeros estudios clínicos indican que la combinación de terapia endocrina con inhibidores de mTOR puede frenar aún más la progresión de los tumores hormonodependientes.

En general, está claro que la progesterona desempeña un papel importante en la regulación del tejido de la glándula mamaria y en el desarrollo de formas de cáncer de mama hormonodependientes. Si bien el bloqueo de los receptores de estrógenos es una terapia estándar establecida, cada vez se investiga más cómo puede inhibirse también específicamente el efecto de la progesterona para frenar la progresión de la enfermedad.

2.5.3. Terapia hormonal y mecanismos de resistencia

Aunque las terapias hormonales son uno de los tratamientos más eficaces para el cáncer de mama hormonodependiente, muchas pacientes desarrollan resistencia a estas terapias con el paso del tiempo. Esto representa un reto importante en el tratamiento oncológico, ya que la resistencia significa que el tumor ya no responde al bloqueo de las vías de señalización hormonal y sigue creciendo a pesar de la terapia continuada. Los mecanismos que conducen a dicha resistencia son complejos y se están investigando intensamente con el fin de desarrollar nuevas estrategias terapéuticas para superar este problema.

Una de las principales causas del desarrollo de resistencia a la terapia hormonal son las mutaciones en el receptor de estrógenos. En muchos casos, dicha resistencia está causada por cambios genéticos en el gen ESR1, que codifica el receptor de estrógenos. Estas mutaciones hacen que el receptor permanezca activo incluso en ausencia de estrógenos y transmita continuamente a la célula señales favorecedoras del crecimiento. Esto significa que, aunque se suprima la producción de estrógenos del propio organismo mediante inhibidores de la aromatasa o se bloqueen los receptores de estrógenos con tamoxifeno, el tumor sigue creciendo. Estas mutaciones se producen con especial frecuencia en pacientes que han sido tratadas a largo plazo con inhibidores de la aromatasa, lo que indica que las células cancerosas desarrollan mecanismos para eludir la dependencia de estrógenos externos.

Otro mecanismo de desarrollo de resistencia es la activación de vías de señalización alternativas que promueven el crecimiento celular independientemente del estrógeno. Muchas células cancerosas pueden adaptarse a una estimulación hormonal reducida utilizando otras cascadas de señalización que promueven el crecimiento. Las alteraciones en la vía de señalización PI3K/AKT/mTOR, que desempeña un papel central en la regulación de la supervivencia y la proliferación celular, son especialmente frecuentes. Las mutaciones activadoras en PIK3CA, el gen de la subunidad catalítica de PI3K, hacen que esta vía de señalización se active independientemente de los estrógenos y favorezca aún más el crecimiento tumoral. Esta es una de las razones por las que se están probando inhibidores de la vía de señalización mTOR, como everolimus, en combinación con terapias hormonales para superar la resistencia.

La vía de señalización FGFR, activada por los factores de crecimiento de fibroblastos (FGF), también puede desempeñar un papel en el desarrollo de la resistencia. El aumento de la activación de esta vía de señalización puede hacer que las células del cáncer de mama crezcan independientemente de las señales del receptor de estrógenos. Los inhibidores que bloquean la vía de señalización FGFR- se están investigando actualmente en ensayos clínicos para comprobar su eficacia en combinación con terapias hormonales.

Además de los cambios genéticos, los mecanismos epigenéticos también pueden contribuir a la resistencia. La alteración de la metilación del ADN o la modificación de las histonas puede hacer que las células tumorales activen estrategias de supervivencia alternativas, haciéndolas menos dependientes de las señales hormonales. Por ello, se están investigando moduladores epigenéticos, como los inhibidores de la histona desacetilasa, como posibles terapias combinadas para eliminar la adaptabilidad de los tumores resistentes.

Para superar estos complejos mecanismos de resistencia, la investigación actual se centra cada vez más en terapias combinadas que atacan simultáneamente diferentes vías de señalización. Una estrategia prometedora es la combinación de terapias hormonales con inhibidores de CDK4/6 como palbociclib, ribociclib o abemaciclib. Estos fármacos inhiben las quinasas dependientes de ciclinas 4 y 6, esenciales para la progresión del ciclo celular. Dado que muchas células de cáncer de mama hormonodependientes regulan su división celular a través de CDK4/6, la combinación con la terapia hormonal puede ralentizar significativamente el crecimiento tumoral y contrarrestar el desarróllo de resistencias.

Otro enfoque es la combinación de terapia hormonal con inmunoterapia, en particular con inhibidores del punto de control inmunitario. El papel del sistema inmunitario en el desarrollo de la resistencia aún no se conoce del todo, pero hay indicios de que los tumores hormonodependientes pueden volverse inmunológicamente "invisibles" mediante la modulación del microentorno tumoral. Las inmunoterapias que contienen inhibidores de PD-1 o PD-L1 podrían reactivar el sistema inmunitario y crear así un nivel adicional de ataque contra el cáncer de mama hormonodependiente.

Otra estrategia es la inhibición selectiva de la señalización del receptor de estrógenos mediante nuevos SERD (degradadores selectivos del receptor de estrógenos), como el elacestrant. A diferencia del tamoxifeno, que bloquea el receptor, los SERD pueden degradar específicamente el receptor y eliminar así por completo su función. Estos fármacos han dado resultados prometedores en ensayos clínicos y podrían ser una alternativa para las pacientes que ya no responden a las terapias hormonales convencionales.

El desarrollo de resistencia a las terapias hormonales es un problema complejo y dinámico que requiere un enfoque multidisciplinar. Mediante la combinación de bloqueantes hormonales con inhibidores moleculares dirigidos, inmunoterapias o moduladores epigenéticos, se intenta romper los mecanismos de supervivencia de las células tumorales y mantener la eficacia del tratamiento a largo plazo.

2.6. Cáncer de mama en hombres

El cáncer de mama en los hombres es una enfermedad rara pero grave que a menudo sólo se diagnostica en una fase avanzada. Mientras que en las mujeres el cáncer de mama está muy extendido y se investiga intensamente, en los hombres la enfermedad suele pasarse por alto o reconocerse tarde porque hay menos conciencia del riesgo. Los hombres también tienen tejido mamario que, en determinadas condiciones, puede degenerar y dar lugar a tumores malignos. Aunque el cáncer de mama en los hombres sólo representa alrededor del uno por ciento de todos los casos de cáncer de mama, el diagnóstico precoz es crucial para el pronóstico.

Los factores de riesgo del cáncer de mama masculino son diversos y en muchos aspectos similares a los de las mujeres. Las predisposiciones genéticas desempeñan un papel importante, en particular las mutaciones en los genes BRCA1 y BRCA2, que también aumentan significativamente el riesgo de cáncer de mama en las mujeres. Los hombres con una mutación BRCA2 tienen un riesgo especialmente elevado de desarrollar cáncer de mama. Los factores hormonales, como un nivel elevado de estrógenos, también pueden contribuir al desarrollo de la enfermedad. Esto puede verse favorecido por trastornos hormonales, enfermedad hepática crónica, obesidad o síndrome de Klinefelter. La exposición prolongada a radiaciones en la zona mamaria y los antecedentes familiares de cáncer de mama o de ovario son otros factores de riesgo.

Los síntomas del cáncer de mama en los hombres son similares a los de las mujeres, pero a menudo la enfermedad se reconoce tarde, ya que es menos probable que los hombres se realicen autoexploraciones periódicas o se tomen en serio los cambios mamarios. El síntoma más frecuente es un bulto palpable e indoloro en la mama. Otros signos pueden ser una retracción del pezón, secreciones o cambios en la piel de la zona mamaria. En algunos casos, también puede aparecer dolor o endurecimiento. Como la mama masculina tiene menos tejido glandular que la femenina, los tumores tienden a extenderse más rápidamente al tejido circundante, lo que hace aún más importante su detección precoz.

El diagnóstico se basa en una combinación de examen clínico, mamografía, ecografía y, si es necesario, una biopsia para el análisis tisular fino del tejido tumoral. Como el cáncer de mama es menos frecuente en los hombres, a menudo la enfermedad no se reconoce inmediatamente, lo que puede retrasar el diagnóstico. En algunos casos, la enfermedad sólo se detecta cuando ya hay metástasis.

El tratamiento del cáncer de mama masculino depende del tipo de tumor, del estadio de la enfermedad y de las características biológicas del tumor. Dado que la mayoría de los tumores de cáncer de mama en los hombres crecen de forma hormonodependiente, la terapia antihormonal desempeña un papel fundamental. El tamoxifeno, un modulador selectivo de los receptores de estrógenos, se utiliza a menudo para inhibir el crecimiento tumoral. En estadios avanzados o con determinados perfiles tumorales, pueden utilizarse inhibidores de la aromatasa u otras terapias endocrinas. Las intervenciones quirúrgicas, generalmente en forma de mastectomía, son el tratamiento estándar para extirpar el tumor. Dependiendo del estadio del tumor y de sus características biológicas, también puede ser necesaria la radioterapia o la quimioterapia. En el caso de los tumores HER2-positivos, puede utilizarse una terapia de anticuerpos con trastuzumab (Herceptin) u otras sustancias dirigidas.

El pronóstico del cáncer de mama en los hombres depende en gran medida del momento del diagnóstico. Dado que la enfermedad no suele detectarse hasta una fase avanzada, el pronóstico suele ser peor que en el caso de las mujeres. Sin embargo, la tasa de supervivencia a cinco años es similar a la de las mujeres con cáncer de mama si la enfermedad se detecta precozmente. Una mejor información sobre el riesgo, sobre todo en el caso de los hombres con antecedentes familiares o predisposición genética, podría contribuir a que la enfermedad se reconozca antes y, por tanto, se trate con más éxito.

Además del tratamiento médico, el apoyo psicosocial desempeña un papel importante, ya que los hombres con cáncer de mama suelen enfrentarse a retos particulares. En la sociedad, la enfermedad está fuertemente asociada a la mujer, lo que puede provocar un sentimiento de aislamiento o estigmatización. Compartir experiencias con otros enfermos, ya sea en grupos de autoayuda o mediante apoyo psicooncológico, puede ayudar a sobrellevar mejor la enfermedad.

***

Este capítulo ha demostrado que el cáncer de mama es una enfermedad muy compleja que se caracteriza no sólo por cambios genéticos, sino también por influencias epigenéticas y hormonales. Es esencial conocer en profundidad estos mecanismos para desarrollar terapias dirigidas y mejorar el pronóstico de las pacientes afectadas.

3. Diagnóstico y exámenes de seguimiento

El diagnóstico del cáncer de mama ha evolucionado considerablemente en las últimas décadas. Mientras que en el pasado el diagnóstico a menudo sólo se realizaba en una fase avanzada, las modernas técnicas de imagen, los análisis de tejidos y las pruebas moleculares permiten una detección precoz y una caracterización precisa del tumor. Un diagnóstico preciso es crucial para elegir la mejor terapia posible, ya que el cáncer de mama no es una enfermedad uniforme, sino que consta de distintos subtipos con comportamientos y respuestas al tratamiento diferentes.

En este capítulo se explican los distintos métodos de diagnóstico del cáncer de mama, su importancia y los avances que se han realizado en este campo.

3.1 Detección precoz y procedimientos de diagnóstico

La detección precoz desempeña un papel fundamental en la lucha contra el cáncer de mama, ya que permite reconocer la enfermedad en una fase en la que el tratamiento es especialmente eficaz. El diagnóstico se basa en una combinación de examen clínico, técnicas de imagen y análisis de tejidos.

3.1.1. Examen clínico de la mama

La exploración manual de las mamas es uno de los métodos más antiguos y sencillos de detectar alteraciones mamarias y se ha recomendado como técnica primaria de autoexploración durante siglos. Aunque no es suficiente para diagnosticar con certeza un cáncer de mama, puede proporcionar información valiosa sobre posibles cambios patológicos. Especialmente para las mujeres que están familiarizadas con su propia estructura mamaria, el autoexamen regular puede ayudar a detectar cambios inusuales en una fase temprana. En muchos casos, sin embargo, el examen manual no es suficientemente sensible para detectar tumores más pequeños o profundos, por lo que debe complementarse con modernas técnicas de diagnóstico por imagen.

Lo ideal es que el autoexamen se realice mensualmente, preferiblemente unos días después de la menstruación, cuando el tejido mamario está menos influenciado por las hormonas y, por tanto, más blando. Las mujeres posmenopáusicas pueden establecer un día fijo cada mes para el examen. El objetivo es conocer el estado normal del tejido mamario para poder reconocer más rápidamente los cambios nuevos e inusuales. La exploración se realiza en dos fases: visualmente frente a un espejo y manualmente, palpando la mama de pie y tumbada. Debe examinarse sistemáticamente toda la región mamaria, incluidas las axilas.

Las mujeres deben prestar especial atención a los siguientes signos:

- Bultos o induraciones de nueva aparición que se separan del tejido circundante: No todos los bultos son cancerosos, ya que también pueden palparse alteraciones inofensivas como quistes o fibroadenomas benignos. Sin embargo, el factor decisivo es si el cambio es nuevo, tiene una consistencia firme, es difícil de mover o aumenta de tamaño en poco tiempo. Estos bultos deben ser examinados por un médico.

- Hinchazón o cambios en la forma de las mamas: Una asimetría repentina o una hinchazón inusual que no esté relacionada con el ciclo menstrual pueden indicar un cambio patológico.

- Retracción de la piel o el pezón: Una contracción irregular de la piel o un pezón retraído, que antes tenía una forma normal, pueden indicar la formación de un tumor subyacente. Estas alteraciones suelen deberse al crecimiento de tejido tumoral, que distorsiona las estructuras de tejido elástico.

- Enrojecimiento o cambios inflamatorios en la piel: Un enrojecimiento repentino, sobrecalentamiento o cambios similares a la piel de naranja en la mama pueden indicar una forma inflamatoria de cáncer de mama, especialmente si no hay otra causa reconocible, como una infección.

- Secreciones del pezón, especialmente si son sanguinolentas: La secreción espontánea de líquido de un pezón que no está relacionada con la presión o la estimulación puede indicar un cambio patológico en los conductos lácteos. Las secreciones sanguinolentas o claras procedentes de un solo pezón son especialmente sospechosas.

La exploración manual por sí sola no basta para detectar con fiabilidad todos los tumores, ya que no todos los cánceres de mama son palpables. En particular, la palpación puede pasar por alto tumores pequeños que aún se encuentran en la profundidad del tejido o carcinomas que no forman bultos sólidos. Por lo tanto, el examen clínico de la mama debe complementarse periódicamente con procedimientos de diagnóstico por imagen. Los métodos más importantes son la mamografía, que desempeña un papel fundamental en la detección precoz, y la ecografía mamaria de alta resolución, que constituye un valioso complemento, sobre todo en caso de tejido mamario denso. En caso de hallazgos anormales o de un mayor riesgo de cáncer de mama, también se puede recurrir a la resonancia magnética (RM) para visualizar los cambios con mayor detalle.

Los programas de cribado modernos se basan cada vez más en una combinación de diferentes procedimientos diagnósticos para detectar el cáncer de mama en la fase más temprana posible. Aunque la autoexploración sigue siendo un método sencillo que puede realizarse en cualquier momento para detectar cambios, no sustituye a un examen médico ni al diagnóstico por imagen. La participación regular en programas de cribado, adaptados en función de la edad y el perfil de riesgo individual, es crucial para el éxito de la detección precoz del cáncer de mama.

3.1.2. Cribado mamográfico

La mamografía es el método más importante y utilizado para la detección precoz del cáncer de mama. Se basa en el uso de rayos X para producir imágenes detalladas del tejido mamario y visualizar incluso los cambios más pequeños en el tejido en una fase temprana. Este procedimiento de diagnóstico por imagen desempeña un papel decisivo en la prevención del cáncer, ya que puede detectar tumores en una fase muy temprana en muchos casos, a menudo mucho antes de que se aprecie un cambio mediante la palpación de la mama. La detección precoz del cáncer de mama mejora significativamente las posibilidades de curación, ya que los tratamientos en fases tempranas suelen ser más eficaces y requieren terapias menos invasivas.

La mamografía ofrece varias ventajas clave que la convierten en un componente central de la detección precoz del cáncer de mama. Una de las ventajas más importantes es la capacidad de detectar microcalcificaciones, que suelen ser el primer signo de una forma temprana de cáncer de mama, especialmente el carcinoma ductal in situ. Estas finas calcificaciones en el tejido mamario no son visibles a simple vista y no pueden palparse mediante un examen manual. Sin embargo, la mamografía de alta resolución permite detectar con gran precisión estas alteraciones y evaluar su potencial de riesgo.

Otra ventaja significativa de la mamografía es su alta sensibilidad, especialmente en mujeres mayores de cincuenta años. En este grupo de edad, el tejido mamario suele ser menos denso, por lo que las radiografías son más informativas. De este modo, es más fácil distinguir entre el tejido sano y las posibles estructuras tumorales. Los estudios han demostrado que las mamografías periódicas en este grupo de edad pueden reducir significativamente el riesgo de muerte por cáncer de mama, ya que los tumores pueden detectarse precozmente y tratarse antes de que se extiendan más.

La mamografía también permite determinar con precisión el estadio del tumor. Además de identificar el tumor en sí, la mamografía puede utilizarse para evaluar si el tumor está confinado en una zona específica o si hay signos de diseminación a otras estructuras tisulares. Esta información es crucial para elegir la mejor terapia posible y ayuda a evitar tratamientos innecesariamente agresivos.

A pesar de sus numerosas ventajas, la mamografía también tiene algunas limitaciones. Una de las mayores limitaciones se refiere a la capacidad de evaluar el tejido mamario en mujeres con mamas densas. El tejido mamario denso contiene una mayor proporción de tejido glandular y conjuntivo, que aparece brillante en las imágenes de rayos X, de forma similar al tejido tumoral. Esto puede limitar la visibilidad de tumores pequeños y reducir el valor diagnóstico del examen. Por lo tanto, en las mujeres con tejido mamario denso puede ser necesario utilizar procedimientos de imagen adicionales para permitir un diagnóstico más preciso.

En estos casos, la ecografía mamaria suele utilizarse como examen adicional. La ecografía de alta resolución puede ayudar a distinguir mejor los cambios en el tejido denso sospechosos de tumor y es un valioso complemento de la mamografía. Otro procedimiento que se utiliza en determinadas pacientes de alto riesgo es la resonancia magnética (RM) de la mama. La IRM ofrece una sensibilidad aún mayor que la mamografía y puede proporcionar un diagnóstico más preciso, sobre todo en caso de riesgo genético de cáncer de mama o en mujeres con tejido mamario denso.

Otro aspecto que se tiene en cuenta en el debate sobre la mamografía es el riesgo de falsos positivos. En algunos casos, cambios inofensivos en los tejidos o calcificaciones benignas pueden calificarse de sospechosos, lo que conduce a la adopción de medidas diagnósticas adicionales, como las biopsias. La baja, pero presente exposición a la radiación también es un factor que debe tenerse en cuenta, sobre todo en caso de uso muy frecuente. No obstante, los beneficios de la mamografía superan claramente los riesgos potenciales, razón por la cual sigue desempeñando un papel central como método estándar de detección precoz del cáncer de mama.

El desarrollo futuro de la tecnología mamográfica se centrará cada vez más en mejorar la calidad de la imagen y reducir las incertidumbres diagnósticas. Los procedimientos de mamografía digital con análisis de imagen asistido por ordenador y la tomosíntesis 3D, que permite obtener imágenes de la mama capa por capa, representan avances prometedores. También se está investigando intensamente el uso de la inteligencia artificial para el análisis automatizado de imágenes, lo que podría aumentar aún más la fiabilidad del diagnóstico en el futuro.

En general, la mamografía sigue siendo el método más importante para la detección precoz del cáncer de mama y ha reducido significativamente la tasa de mortalidad entre las pacientes con cáncer de mama en las últimas décadas. Su combinación con técnicas de imagen complementarias y tecnologías innovadoras contribuirá a mejorar aún más la precisión diagnóstica en el futuro y a adaptar las opciones de tratamiento de las pacientes de forma aún más específica a los perfiles de riesgo individuales.

3.1.3. La influencia de los implantes mamarios en el diagnóstico

Los implantes mamarios pueden dificultar el diagnóstico del cáncer de mama, ya que pueden afectar a la visibilidad del tejido mamario durante los procedimientos de diagnóstico por imagen. Esto puede dificultar la detección de tumores, sobre todo si el implante se superpone al tejido glandular o impide una fluoroscopia suficiente de la mama. Esto ocurre sobre todo con los implantes de silicona, ya que apenas son permeables a los rayos X.

En la mamografía, que es el método estándar para la detección precoz del cáncer de mama, la presencia de implantes puede limitar la evaluabilidad. Las técnicas especialmente adaptadas, como la denominada técnica de Eklund, pueden ayudar desplazando el tejido mamario hacia delante y radiografiándolo por separado. No obstante, en algunos casos la sensibilidad del examen puede verse reducida, sobre todo si el implante cubre las partes posteriores de la mama.

Además de la mamografía, pueden utilizarse otras técnicas de imagen como la ecografía o la resonancia magnética (RM) para obtener una visualización más detallada del tejido mamario. La IRM se considera especialmente sensible y puede detectar tumores incluso en zonas difíciles de ver, por lo que puede ser un valioso complemento para las pacientes con implantes mamarios.

Otro problema potencial es que los propios implantes mamarios pueden provocar cambios en la mama que se aprecian en las imágenes y que deben diferenciarse de los cambios malignos. Los encapsulamientos, las roturas de implantes o las acumulaciones de líquido pueden alterar la imagen diagnóstica y, en algunos casos, provocar incertidumbre en la evaluación.

3.2 Importancia del diagnóstico por imagen (mamografía, IRM, PET-TC)

La imagen es una parte crucial del diagnóstico del cáncer de mama y se utiliza no sólo para detectar el tumor, sino también para evaluar con precisión sus características. Los distintos procedimientos de diagnóstico por imagen proporcionan información diferente, por lo que a menudo se utilizan combinados.

3.2.1. Mamografía

La mamografía es el procedimiento estándar en la detección precoz del cáncer de mama y se utiliza en todo el mundo como método de probada eficacia para detectar tumores mamarios en una fase muy temprana. En muchos países forma parte integrante de los programas nacionales de cribado, ya que los estudios han demostrado que puede reducir significativamente la mortalidad por cáncer de mama. Las técnicas modernas de mamografía digital han mejorado aún más la calidad de la imagen y permiten un diagnóstico más preciso con una menor exposición a la radiación. Los avances tecnológicos en curso, como la mamografía digital de campo completo y la tomosíntesis 3D, están optimizando aún más la sensibilidad del procedimiento, especialmente en condiciones de diagnóstico difíciles.

Una de las mayores ventajas de la mamografía es su capacidad para detectar los tumores más pequeños o microcalcificaciones. Las microcalcificaciones pueden ser un signo precoz de cáncer de mama, especialmente de carcinoma ductal in situ, una forma temprana de la enfermedad que puede presentarse sin síntomas visibles o palpables. Dado que el cáncer de mama no suele causar síntomas en sus primeras fases, la mamografía permite detectarlo mucho antes de que la mujer note cualquier cambio en su mama. Esto mejora significativamente las posibilidades de recuperación, ya que el tratamiento en las fases iniciales suele tener más éxito y ser menos invasivo.

Otra ventaja de la mamografía es la posibilidad de examinar ambos lados de la mama. Dado que el cáncer de mama puede aparecer en uno o en ambos lados, la mamografía permite examinar simultáneamente ambas mamas para detectar cambios simétricos o asimétricos en los tejidos. Esto es especialmente relevante, ya que algunas mujeres pueden tener tumores bilaterales o los cambios en una mama pueden indicar un mayor riesgo en la otra. La posibilidad de analizar ambas mamas en paralelo mejora la certeza diagnóstica y facilita una evaluación más precisa de los hallazgos.

La comparabilidad con imágenes anteriores es otra ventaja decisiva de la mamografía. Dado que el tejido mamario puede variar mucho de una persona a otra y cambia con la edad o los cambios hormonales, es especialmente valioso utilizar mamografías anteriores como referencia. Esta comparación permite a los radiólogos reconocer cambios mínimos en una fase temprana y diferenciar mejor los hallazgos inofensivos de los potencialmente malignos. Esto ayuda a evitar biopsias innecesarias o pasos diagnósticos invasivos adicionales.

A pesar de su alto rendimiento diagnóstico, la mamografía también tiene algunas limitaciones. Uno de los mayores retos es la sensibilidad limitada en mujeres con tejido mamario denso. El tejido mamario denso contiene más tejido glandular y conjuntivo, que aparece brillante en las imágenes de rayos X, similar al tejido tumoral. Esto puede significar que los tumores pequeños sean más difíciles de detectar o queden ocultos en la estructura del tejido denso. En estos casos, el valor diagnóstico de la mamografía puede verse reducido, por lo que puede ser necesario recurrir a métodos de exploración adicionales, como la ecografía mamaria o la resonancia magnética (RM).

Otra desventaja de la mamografía es la exposición a la radiación. Aunque la dosis de radiación de una mamografía es muy baja y está muy por debajo de los umbrales críticos, cualquier forma de radiación de rayos X representa una exposición potencial. Sin embargo, para las mujeres que acuden regularmente a las revisiones, el riesgo derivado de la exposición a la radiación se considera bajo, sobre todo si se compara con el beneficio de la detección precoz de tumores. Los modernos sistemas de mamografía digital también funcionan con dosis de radiación reducidas para minimizar la exposición.

Con la mamografía también existe el riesgo de obtener resultados falsos positivos o falsos negativos. Los falsos positivos se producen cuando un cambio tisular inofensivo se clasifica como sospechoso y se requieren medidas diagnósticas adicionales que más tarde resultan innecesarias. Estas falsas alarmas pueden resultar emocionalmente angustiosas para las pacientes y dar lugar a biopsias o investigaciones adicionales innecesarias. Por otra parte, existe el riesgo de que se produzcan resultados falsos negativos en los que se pasa por alto un tumor. Este puede ser el caso, en particular, del tejido mamario denso o de determinados tipos de tumores difíciles de diferenciar en las imágenes mamográficas.

3.2.2. Resonancia magnética (RM) de la mama

La resonancia magnética (RM) de mama es un procedimiento de diagnóstico por imagen muy sensible que suele utilizarse como complemento de la mamografía, sobre todo en mujeres con mayor riesgo de cáncer de mama o tejido mamario denso. Proporciona una imagen muy detallada del tejido mamario y puede detectar tumores difíciles de detectar con otros métodos. Debido a su alta sensibilidad, la IRM mamaria se utiliza principalmente en mujeres con predisposición genética al cáncer de mama, por ejemplo, debido a mutaciones en los genes BRCA1 o BRCA2, así como para aclarar hallazgos poco claros de la mamografía o la ecografía.

Una de las principales ventajas de la IRM de mama es su mayor sensibilidad en comparación con la mamografía. Al funcionar sin rayos X, no se basa en las diferencias de densidad del tejido, sino en el análisis detallado de las propiedades del tejido y el flujo sanguíneo. Esto la hace especialmente adecuada para detectar tumores pequeños o no homogéneos, difíciles de identificar en el tejido mamario denso en las imágenes de la mamografía. Especialmente en el caso de las mujeres jóvenes, cuyo tejido mamario suele ser más denso, la IRM puede ser un valioso complemento para la detección precoz.

Otra ventaja importante de la IRM de mama es la ausencia de exposición a la radiación. Mientras que la mamografía funciona con rayos X, la IRM se basa en potentes campos magnéticos y ondas de radio que no generan radiaciones ionizantes. Esto es especialmente ventajoso para las mujeres que deben someterse a exámenes con regularidad, por ejemplo, debido a un riesgo genéticamente elevado de cáncer de mama. En este grupo de pacientes se suele recomendar iniciar la detección precoz a una edad temprana, por lo que un método sin radiación como la RM es una alternativa segura.

La IRM de mama también permite detectar con gran precisión el tamaño y la extensión del tumor. Esto es especialmente importante para planificar operaciones u otras terapias. En muchos casos, la RM permite evaluar con mayor precisión si el tumor se limita a una región específica o si ya ha crecido hacia el tejido circundante. Los tumores multifocales o bilaterales, es decir, los hallazgos de cáncer en varias zonas de una mama o en ambas, también pueden detectarse mejor con la RM que con otras técnicas de imagen. Este nivel de detalle ayuda a determinar la estrategia quirúrgica óptima y a evitar la extirpación innecesaria de tejido.

Sin embargo, a pesar de sus ventajas diagnósticas, la RM de mama también tiene algunas limitaciones. Uno de los mayores inconvenientes es su elevado coste y su limitada disponibilidad. En comparación con la mamografía, la IRM es significativamente más cara y requiere equipos especializados y personal médico formado para interpretar los complejos datos de las imágenes. Debido a estos factores, no suele utilizarse como método estándar para la detección precoz del cáncer de mama, sino que se reserva para indicaciones especiales, como la aclaración de hallazgos poco claros o el seguimiento de pacientes de alto riesgo.

Otro problema de la IRM de mama es el aumento de la tasa de falsos positivos. Debido a su altísima sensibilidad, incluso las alteraciones benignas de los tejidos pueden considerarse sospechosas, lo que puede dar lugar a biopsias o exámenes adicionales innecesarios. Esto puede resultar emocionalmente angustioso para los pacientes y dar lugar a intervenciones innecesarias. Para mejorar la precisión diagnóstica, cada vez se utilizan más agentes de contraste en las imágenes de RM modernas para ayudar a distinguir los cambios malignos de los benignos.

Además, la IRM de mama puede resultar incómoda para algunas pacientes debido a la estrechez del tubo y a la duración de la exploración, que puede llegar a ser de hasta 40 minutos. La exploración puede resultar especialmente difícil para las personas con claustrofobia. Las reacciones al agente de contraste son también un posible efecto secundario, especialmente en pacientes con función renal alterada, ya que el agente de contraste que contiene gadolinio y que se utiliza con frecuencia puede ser problemático en determinadas condiciones.

A pesar de estas limitaciones, la IRM de mama sigue siendo un valioso complemento de la mamografía, especialmente para las mujeres con riesgo genético o tejido mamario denso. También es una herramienta importante en el diagnóstico preoperatorio para determinar la extensión exacta del tumor.

3.2.3. Tomografía por emisión de positrones (PET-CT)

La PET-TC (tomografía por emisión de positrones combinada con tomografía computerizada) es un procedimiento de imagen de última generación que desempeña un papel especialmente importante en el diagnóstico del cáncer de mama metastásico. Combina dos potentes técnicas: la PET permite un análisis detallado del metabolismo de las células tumorales, mientras que la TC proporciona una representación anatómica precisa del tejido. Esta combinación permite localizar y caracterizar con exactitud focos tumorales y metástasis que pueden ser difíciles de identificar con otros métodos.

1. Detección de metástasis en huesos, pulmones o hígado: El cáncer de mama tiene una tendencia especial a extenderse a determinados órganos, especialmente los huesos, los pulmones y el hígado. La PET-TC es extremadamente sensible en la detección de estas metástasis a distancia, ya que puede visualizar células tumorales metabólicamente activas en una fase temprana, a menudo antes de que los cambios estructurales sean visibles en las imágenes convencionales de TC o RM. Esto es especialmente importante para determinar con precisión el estadio del tumor y planificar un tratamiento individualizado.

2. Evaluación de la respuesta terapéutica: otra aplicación importante de la PET-CT es comprobar la eficacia de la terapia contra el cáncer en curso. Mientras que las técnicas de imagen convencionales suelen tardar semanas o meses en mostrar una reducción del tamaño del tumor tras la quimioterapia o la terapia dirigida, la PET-CT puede detectar cambios tempranos en el metabolismo de las células cancerosas. Una disminución de la actividad metabólica dentro de los focos tumorales es un indicio importante de que la terapia está funcionando, mientras que una actividad persistente puede indicar

resistencia. Esto permite ajustar el tratamiento en una fase temprana.

3. Diferenciación entre tejido cicatricial y tumor activo: Tras un tratamiento oncológico o una intervención quirúrgica satisfactorios, puede resultar difícil distinguir entre el tejido tumoral remanente y el tejido cicatricial. Dado que el tejido cicatricial metabólicamente inactivo no muestra un aumento del metabolismo del azúcar, mientras que las células tumorales activas siguen absorbiendo glucosa, la PET-TC permite una diferenciación fiable. Esto es especialmente importante después de la radioterapia o la quimioterapia para evitar procedimientos invasivos o biopsias innecesarias.

La PET-TC ofrece una detección precoz de las metástasis y a menudo puede hacer visibles los focos tumorales antes de que puedan detectarse con las técnicas de imagen convencionales. Permite diferenciar con precisión el tejido tumoral activo del tejido cicatricial, lo que es especialmente importante después del tratamiento. Otra ventaja es la optimización de las decisiones terapéuticas en, ya que los tratamientos ineficaces pueden identificarse y ajustarse en una fase temprana. La PET-TAC también permite obtener imágenes de todo el cuerpo, lo que significa que se puede registrar toda la extensión de la enfermedad y es posible una evaluación más precisa de la extensión del tumor.

A pesar de su alto rendimiento diagnóstico, la PET-TC tiene algunas limitaciones. Los elevados costes y la limitada disponibilidad hacen que normalmente sólo se utilice en casos específicos, como el cáncer de mama metastásico o recidivante. Pueden producirse falsos positivos, ya que no sólo las células tumorales, sino también la inflamación o las infecciones pueden mostrar una mayor actividad metabólica y falsear así el resultado. La exposición a la radiación también es un factor relevante, ya que tanto el PET como el TAC utilizan radiaciones ionizantes que deben tenerse en cuenta, sobre todo en caso de exámenes repetidos.

Con el desarrollo de las técnicas de imagen molecular, la PET-TC se complementa cada vez más con trazadores más específicos dirigidos a determinados marcadores tumorales. Los nuevos trazadores de PET que se unen específicamente a los receptores hormonales (RE, RP) o a los tumores HER2 positivos podrían mejorar aún más el diagnóstico y el seguimiento del tratamiento en el futuro. El uso de análisis de imágenes asistidos por IA también promete una evaluación más precisa y rápida de las imágenes PET-CT, lo que podría aumentar aún más la precisión del diagnóstico.

3.3 Muestras de tejido y análisis molecular del tumor

El diagnóstico definitivo del cáncer de mama requiere la extracción y el examen de muestras de tejido, que pueden obtenerse mediante diversos métodos de biopsia. La aspiración con aguja fina permite extraer células individuales utilizando una aguja fina, pero se utiliza principalmente para citología debido a la cantidad limitada de material celular. La biopsia con sacabocados es un método más preciso en el que se extrae un cilindro de tejido con una aguja hueca para realizar un análisis histológico más preciso. La biopsia por vacío permite obtener mayores cantidades de tejido mediante una técnica de presión negativa, lo que posibilita una evaluación más exhaustiva. En determinados casos, se realiza una biopsia quirúrgica en la que se extirpa por completo el tejido sospechoso, sobre todo si es necesaria una exclusión definitiva o un examen más exhaustivo.

Además del examen histológico, el análisis molecular del tumor desempeña un papel decisivo en la planificación de la terapia. El estado de los receptores hormonales proporciona información sobre si el tumor crece de forma hormonodependiente, lo que es importante para la elección del tratamiento endocrino. El estado HER2 determina si el tumor es HER2-positivo, lo que permite una terapia dirigida con fármacos anti-HER2. Además, los perfiles de expresión génica, como Oncotype DX o MammaPrint, se utilizan para evaluar el riesgo individual de recidiva tumoral y apoyar así una decisión terapéutica personalizada. Estos análisis moleculares son cruciales para la medicina de precisión y ayudan a evitar terapias innecesarias al tiempo que se desarrolla la estrategia terapéutica óptima para cada paciente.

3.4 Biomarcadores sanguíneos y biopsia líquida

Los biomarcadores sanguíneos desempeñan un papel importante en el seguimiento y la evaluación de la evolución de las pacientes con cáncer de mama. Los marcadores tumorales CA 15-3 y CA 27-29 se utilizan a menudo para controlar la progresión, en particular para supervisar la respuesta al tratamiento o detectar una posible recaída de la enfermedad en una fase temprana. El antígeno carcinoembrionario, abreviado CEA, también puede estar elevado, sobre todo en los tumores metastásicos, por lo que se utiliza como marcador complementario para evaluar la progresión de la enfermedad.

La biopsia líquida es un método moderno y cada vez más importante que permite analizar las células tumorales circulantes o el ADN tumoral directamente a partir de una muestra de sangre. La ventaja de esta técnica es que es mínimamente invasiva y permite un seguimiento continuo de la enfermedad en tiempo real. Puede utilizarse para la detección precoz de recaídas, ya que detecta las cantidades más pequeñas de ADN tumoral en la sangre incluso antes de que una recaída se haga visible mediante procedimientos de imagen. Además, la biopsia líquida permite la adaptación selectiva de la terapia mediante la identificación de cambios genéticos en el tumor que pueden desarrollar resistencia a determinados fármacos. Esto permite optimizar el tratamiento en una fase temprana para garantizar la mayor eficacia posible de la terapia elegida. Este método tiene el potencial de seguir avanzando en la medicina personalizada del cáncer al permitir un seguimiento dinámico y preciso de la enfermedad.

3.5 Estadificación y evaluación del pronóstico individual

La estadificación y la evaluación individualizada del pronóstico son pasos adicionales en la planificación del tratamiento del cáncer de mama.

La clasificación TNM es el sistema establecido internacionalmente para determinar el estadio de la enfermedad y se basa en tres criterios principales. El tamaño del tumor, indicado por el estadio T, muestra la extensión del tumor dentro de la mama. El estado de los ganglios linfáticos, descrito por el estadio N, muestra si hay ganglios linfáticos afectados y cuántos, lo que constituye un indicador importante del riesgo de metástasis. El estado de la metástasis, es decir, el estadio M, proporciona información sobre si las células tumorales ya se han extendido a órganos distantes como los huesos, el hígado, los pulmones o el cerebro.

Además de la clasificación TNM, otros factores biológicos influyen en la decisión de tratamiento y la evaluación del pronóstico. El estado del receptor hormonal proporciona información sobre si el tumor depende del crecimiento de estrógenos o progesterona, lo que es importante para el uso de la terapia endocrina. El estado HER2 determina si el tumor es HER2-positivo y, por tanto, elegible para la terapia dirigida con fármacos anti-HER2. Los marcadores genéticos y los procedimientos de pruebas moleculares como Oncotype DX o MammaPrint permiten una evaluación personalizada del pronóstico y ayudan a determinar el riesgo de recurrencia. Estos factores contribuyen a la selección de la terapia óptima para cada paciente al permitir una evaluación más precisa de la evolución de la enfermedad y de la eficacia de las estrategias de tratamiento específicas.

***

Este capítulo muestra que el diagnóstico moderno del cáncer de mama va mucho más allá de la imagen convencional. La combinación de técnicas de imagen, análisis de tejidos y nuevos métodos basados en la sangre permite un diagnóstico preciso y una gestión terapéutica individualizada, lo que puede mejorar aún más las opciones de tratamiento para las pacientes afectadas.

4. Estrategias terapéuticas para una larga supervivencia

El tratamiento del cáncer de mama ha avanzado considerablemente en las últimas décadas. Mientras que antes el diagnóstico solía asociarse a un mal pronóstico, las modernas estrategias de tratamiento permiten controlar la enfermedad a largo plazo o incluso curarla en muchos casos.

El cáncer de mama es una enfermedad heterogénea que se comporta de forma diferente según el subtipo, el estadio de la enfermedad y las características individuales de cada paciente. Por lo tanto, no existe una terapia universal, sino diversos enfoques terapéuticos que se combinan individualmente. Entre ellos se incluyen terapias sistémicas como la hormonoterapia, la quimioterapia y las terapias con anticuerpos dirigidos, tratamientos locales como la radioterapia y las intervenciones quirúrgicas, así como novedosos enfoques inmuno-oncológicos.

En este capítulo se describen las distintas opciones de tratamiento y se explica cómo pueden utilizarse en el contexto de la supervivencia a largo plazo y la mayor calidad de vida posible.

4.1 Terapias sistémicas: Terapia hormonal, quimioterapia, terapias dirigidas con anticuerpos.

Las terapias sistémicas son tratamientos que actúan no sólo localmente sobre el tumor, sino en todo el organismo. Se utilizan como terapia primaria, además de la cirugía o la radioterapia, o para tratar estadios avanzados y metastásicos.

4.1.1. Terapia hormonal

La terapia hormonal es una de las estrategias de tratamiento más importantes para los cánceres de mama con receptores hormonales positivos, ya que estos tumores dependen de los estrógenos y la progesterona para crecer. Mediante el bloqueo específico de estas hormonas, se puede restringir significativamente el crecimiento tumoral y reducir el riesgo de recidiva.

Existen varios enfoques de la terapia hormonal, que se utilizan en función del estado menopáusico y de las características individuales de la enfermedad. Los moduladores selectivos de los receptores de estrógenos, como el tamoxifeno, bloquean el efecto de los estrógenos directamente sobre el tumor, uniéndose a los receptores de estrógenos sin estimular su crecimiento. De este modo se evita que los estrógenos del propio organismo promuevan el crecimiento tumoral. El tamoxifeno se utiliza sobre todo en pacientes premenopáusicas, ya que sigue siendo eficaz incluso en presencia de una producción ovárica en funcionamiento.

Los inhibidores de la aromatasa, como el letrozol, el anastrozol o el exemestano, reducen los niveles de estrógenos al inhibir la enzima aromatasa, responsable de la conversión de andrógenos en estrógenos. Como los ovarios apenas producen estrógenos después de la menopausia y la principal fuente de la hormona es entonces el tejido adiposo periférico, los inhibidores de la aromatasa son especialmente eficaces en las mujeres posmenopáusicas. La drástica reducción de la producción de estrógenos priva al tumor de su base hormonal de crecimiento.

Los análogos de la GnRH, como la goserelina o la leuprorelina, actúan suprimiendo la función de los ovarios y reduciendo así la producción de estrógenos del propio organismo. Esta terapia se utiliza a menudo en mujeres premenopáusicas, sobre todo en combinación con inhibidores de la aromatasa o tamoxifeno, para lograr la supresión hormonal más completa posible.

Dado que el riesgo de recidiva de los tumores hormonodependientes persiste durante muchos años, estas terapias hormonales suelen administrarse durante largos periodos de cinco a diez años. Desempeñan un papel decisivo en la terapia adyuvante para minimizar el riesgo de rebrote tumoral y también son una opción importante en la situación metastásica para frenar la progresión de la enfermedad.

4.1.2. Quimioterapia

La quimioterapia es uno de los métodos de tratamiento sistémico más eficaces para el cáncer de mama, pero debido a sus posibles efectos secundarios, se utiliza de forma selectiva y normalmente en casos concretos. Los tipos de tumores especialmente agresivos, como el cáncer de mama triple negativo o los tumores HER2 positivos, así como el cáncer de mama metastásico, suelen responder bien a la quimioterapia, ya que estas células cancerosas suelen tener un alto índice de división y, por tanto, son especialmente sensibles a las sustancias citotóxicas.

Los agentes quimioterapéuticos más utilizados pueden clasificarse en diferentes grupos. Las antraciclinas, como la doxorrubicina y la epirrubicina, atacan directamente el ADN de las células cancerosas inhibiendo la función de la topoisomerasa II y provocando así roturas en el ADN. Como resultado, las células cancerosas ya no pueden dividirse correctamente y acaban sufriendo una muerte celular programada. Debido a su eficacia, las antraciclinas se utilizan a menudo en combinación con otros fármacos citostáticos, pero también pueden tener efectos secundarios cardiotóxicos, razón por la cual debe vigilarse cuidadosamente la duración del tratamiento y la dosis acumulada.

Otro grupo central son los taxanos, que incluyen el paclitaxel y el docetaxel. Estas sustancias actúan desestabilizando el citoesqueleto de las células y bloqueando así la división celular. Al cambiar la dinámica de los microtúbulos, los taxanos impiden que las células cancerosas se dividan adecuadamente, lo que en última instancia conduce a su muerte. Los taxanos son especialmente importantes en las formas agresivas de cáncer de mama y suelen combinarse con antraciclinas o terapias dirigidas.

Los agentes quimioterapéuticos a base de platino, como el cisplatino y el carboplatino, son especialmente eficaces en tumores con defectos en los mecanismos de reparación del ADN, por ejemplo, en el cáncer de mama triple negativo con mutaciones BRCA. Estos fármacos provocan enlaces cruzados en el ADN que las células cancerosas ya no pueden reparar, lo que en última instancia conduce a su muerte celular. Las terapias basadas en el platino han resultado prometedoras, sobre todo en pacientes con predisposición genética al cáncer de mama.

La quimioterapia suele administrarse en ciclos para permitir que el organismo se regenere entre tratamientos. Un ciclo terapéutico consiste en una o varias administraciones de agentes quimioterapéuticos en un periodo de tiempo determinado, seguidas de una fase de recuperación. Esto permite maximizar la eficacia de la terapia manteniendo lo más controlados posible los efectos secundarios, como la caída del cabello, las náuseas, la inmunosupresión y la fatiga. La duración y el número de ciclos dependen de varios factores, como la biología del tumor, el estadio de la enfermedad y la tolerancia individual del paciente.

A pesar de sus efectos secundarios potencialmente graves, la quimioterapia sigue siendo una opción de tratamiento esencial para muchas formas de cáncer de mama. Los enfoques de la investigación se centran cada vez más en el desarrollo de quimioterapias personalizadas que se adapten a la firma molecular del tumor, así como en terapias combinadas con fármacos dirigidos o inmunoterapias para optimizar aún más la eficacia y reducir los efectos secundarios.

4.1.3. Terapias con anticuerpos dirigidos

Las terapias dirigidas son una estrategia terapéutica moderna que ataca propiedades biológicas específicas de las células cancerosas, al tiempo que preserva en gran medida las células sanas. A diferencia de la quimioterapia convencional, que actúa sobre todas las células en rápida división, los fármacos dirigidos están diseñados para bloquear determinadas vías de señalización o influir en estructuras moleculares cruciales para el crecimiento y la supervivencia de las células tumorales.

Un ejemplo bien conocido de terapia dirigida con éxito es el tratamiento del cáncer de mama HER2-positivo. Estos tumores se caracterizan por la sobreexpresión del receptor HER2, que acelera enormemente el crecimiento celular y aumenta la agresividad de la enfermedad. El desarrollo de fármacos específicos dirigidos contra el HER2 ha mejorado notablemente el pronóstico de esta forma de cáncer de mama.

El trastuzumab, conocido con el nombre comercial de Herceptin, es un anticuerpo monoclonal que se une directamente al receptor HER2, bloqueando su señalización. Esto inhibe el crecimiento tumoral y hace que las células cancerosas sean más sensibles a otras terapias. El trastuzumab ha demostrado ser extremadamente eficaz tanto en la enfermedad precoz como en la metastásica y es ahora un componente central del tratamiento del cáncer de mama HER2-positivo.

El pertuzumab, conocido como Perjeta, potencia el efecto del trastuzumab al permitir un doble bloqueo de las vías de señalización de HER2. Mientras que el trastuzumab inhibe la señalización directa de HER2, el pertuzumab impide que el receptor HER2 interaccione con otros receptores de la misma familia, en particular HER3. Esta doble inhibición ha demostrado que puede frenar aún más eficazmente el crecimiento tumoral y, sobre todo en combinación con trastuzumab y quimioterapia en terapia neoadyuvante y metastásica, aporta una mejora significativa del pronóstico.

T-DM1, también conocido como Kadcyla, es una combinación innovadora de trastuzumab y un agente quimioterapéutico. Este conjugado anticuerpo-fármaco combina el bloqueo selectivo de HER2 con quimioterapia administrada directamente en la célula cancerosa. Esto significa que la sustancia tóxica sólo se libera en las células que sobreexpresan el HER2, con lo que se preservan las células sanas y se reducen los efectos secundarios. T-DM1 se utiliza sobre todo en pacientes que ya han recibido un tratamiento previo con trastuzumab y quimioterapia y siguen presentando progresión de la enfermedad.

Estas terapias dirigidas han mejorado significativamente el pronóstico del cáncer de mama HER2 positivo. Si bien este tipo de tumor solía asociarse a un pronóstico especialmente malo, el tratamiento dirigido permite ahora aumentar significativamente el tiempo de supervivencia y controlar mejor la enfermedad. La investigación se centra cada vez más en el desarrollo de nuevos inhibidores de HER2 y terapias combinadas para vencer la resistencia y optimizar aún más el tratamiento.

4.2 La radioterapia y su papel en el cáncer de mama metastásico

La radioterapia es una forma localizada de tratamiento que utiliza radiaciones de alta energía para destruir las células cancerosas de forma selectiva. Se utiliza en diversas situaciones, tanto como medida complementaria tras la cirugía como para aliviar los síntomas en la enfermedad avanzada. Tras la cirugía conservadora de la mama, la radioterapia se utiliza para eliminar cualquier célula cancerosa remanente en el tejido mamario o en la zona circundante y para reducir el riesgo de recidiva. En estos casos, es una parte esencial de la terapia para mejorar el control de la enfermedad a largo plazo.

En el cáncer de mama avanzado, la radioterapia se utiliza a menudo como tratamiento paliativo, en particular para aliviar el dolor o las complicaciones causadas por las metástasis. Esto es especialmente importante en el caso de las metástasis óseas, que pueden causar dolor intenso y riesgo de fractura. La radioterapia dirigida de las metástasis puede ralentizar o detener el crecimiento tumoral en estas localizaciones, lo que puede aliviar los síntomas y mejorar la calidad de vida del paciente.

Existen diversas técnicas de radioterapia que se utilizan en función de la situación de la enfermedad y del objetivo del tratamiento. La radioterapia externa es el método más utilizado. La radiación de alta precisión se dirige al tejido tumoral desde el exterior para destruir las células cancerosas de forma selectiva y preservar al máximo el tejido sano circundante. Los avances en radioterapia, como la radioterapia de intensidad modulada o la radioterapia guiada por imagen, permiten una dosificación aún más precisa y una reducción de los efectos secundarios.

Un método alternativo es la braquiterapia, en la que se introduce una fuente de radiación directamente en el tejido tumoral. Esta técnica permite administrar una dosis elevada de radiación directamente en la zona tumoral sin sobrecargar el tejido sano circundante. La braquiterapia se utiliza en, sobre todo en determinadas formas de cáncer de mama precoz, como parte de la radioterapia parcial acelerada de la mama.

La radioterapia se ha consolidado como una de las formas más eficaces de tratamiento localizado en la oncología moderna. Se adapta individualmente a cada paciente y a menudo se combina con otras formas de tratamiento, como la cirugía, la quimioterapia o la terapia hormonal, para lograr los mejores resultados posibles.

4.3 Medidas quirúrgicas para la progresión avanzada de la enfermedad

La cirugía desempeña un papel fundamental en el tratamiento del cáncer de mama y es la opción terapéutica más importante, sobre todo en las fases iniciales. Permite extirpar el tejido tumoral y contribuye significativamente a las posibilidades de curación. En función del tamaño del tumor, el estadio de la enfermedad y los factores de riesgo individuales, se dispone de diversas técnicas quirúrgicas, que se seleccionan según la situación.

La terapia conservadora de la mama, también conocida como tumorectomía o resección segmentaria, es un procedimiento quirúrgico en el que se extirpa el tumor junto con un margen de seguridad mientras se conserva el resto de la mama. Este método está especialmente indicado para tumores de tamaño pequeño o mediano y suele combinarse con radioterapia postoperatoria para minimizar el riesgo de que el tumor vuelva a crecer.

La mastectomía puede ser necesaria en caso de tumores de gran tamaño o factores de riesgo desfavorables. Consiste en extirpar toda la mama para garantizar la eliminación completa del tumor. Este método suele utilizarse en pacientes con una predisposición genética, como las mutaciones BRCA1 o BRCA2, o en tumores multifocales. En muchos casos existe la opción de una reconstrucción mamaria inmediata o posterior mediante implantes o tejido autólogo para tener en cuenta los aspectos estéticos y psicológicos de la paciente.

Otra parte importante de la terapia quirúrgica es la disección de los ganglios linfáticos axilares. Dado que el cáncer de mama puede propagarse a través del sistema linfático, se extraen ganglios linfáticos de la axila para determinar si las células cancerosas ya se han propagado. En muchos casos, primero se realiza una biopsia del ganglio linfático centinela, en la que sólo se extirpa y examina el primer ganglio linfático de la zona de drenaje del tumor. Si éste no está afectado, puede omitirse una extirpación ganglionar más amplia para evitar complicaciones postoperatorias como la linfedema.

En algunos casos de cáncer de mama metastásico, la cirugía también puede utilizarse de forma paliativa para aliviar los síntomas. Este es el caso, por ejemplo, si un tumor grande causa dolor o úlceras o si es necesario extirpar quirúrgicamente metástasis en tejidos blandos o huesos para mejorar la calidad de vida de la paciente.

Hoy en día, el tratamiento quirúrgico del cáncer de mama se adapta individualmente a cada paciente y a menudo se combina con otras formas de terapia, como la radioterapia, la hormonoterapia o la quimioterapia, para lograr el mejor resultado terapéutico posible. Los avances en cirugía oncoplástica y las técnicas mínimamente invasivas permiten preservar la función y la estética de la mama de la mejor manera posible, al tiempo que garantizan la seguridad de la extirpación tumoral.

4.4 Terapias combinadas y enfoques terapéuticos personalizados

La combinación de distintas formas de tratamiento ha demostrado ser especialmente eficaz en la terapia del cáncer de mama, ya que utiliza distintos puntos de ataque sobre el tumor y minimiza el riesgo de recidiva. Los enfoques terapéuticos multimodales suelen combinar cirugía, quimioterapia y radioterapia para lograr la máxima eficacia. Este enfoque integrador permite atacar el tumor y, al mismo tiempo, tener en cuenta las necesidades individuales de la paciente.

Una parte importante de este enfoque es la terapia neoadyuvante, que se lleva a cabo antes de la cirugía para reducir el tamaño del tumor. Esto facilita la extirpación quirúrgica, puede permitir la cirugía conservadora de la mama y proporciona información valiosa sobre la respuesta del tumor al tratamiento.

Especialmente en las formas agresivas de cáncer de mama, como el triple negativo o el HER2 positivo, se utiliza la quimioterapia neoadyuvante o una combinación con terapias dirigidas para lograr los mejores resultados terapéuticos posibles.

La terapia adyuvante se utiliza después de la cirugía para eliminar cualquier célula cancerosa restante y reducir el riesgo de recidiva. En función de la biología del tumor, se utiliza quimioterapia, radioterapia, terapia hormonal o terapias dirigidas. Esta estrategia personalizada permite controlar la enfermedad a largo plazo y mejora significativamente las posibilidades de recuperación.

La medicina personalizada ha cobrado cada vez más importancia en los últimos años, ya que se adapta a las características moleculares y genéticas del tumor. Los modernos métodos de análisis permiten identificar cambios genéticos y biomarcadores específicos, lo que permite seleccionar la medicación óptima en. Pruebas moleculares como Oncotype DX o MammaPrint ayudan a determinar el riesgo de recaída y a evitar la quimioterapia innecesaria. En particular, las terapias dirigidas contra HER2, los receptores hormonales o las mutaciones en genes reparadores del ADN como BRCA1 o BRCA2 han ampliado considerablemente las opciones de tratamiento.

4.5 Inmunoterapia y nuevos avances en medicina oncológica

La inmunoterapia está revolucionando el tratamiento del cáncer al activar el propio sistema inmunitario del organismo para combatir las células cancerosas.

4.5.1. Inhibidores de puntos de control

Los inhibidores de los puntos de control son una forma innovadora de inmunoterapia que reactiva el sistema inmunitario del propio organismo para que ataque específicamente a las células cancerosas. La vía de señalización PD-1/PD-L1, que normalmente sirve para evitar una respuesta inmunitaria excesiva y proteger las células del propio organismo de ataques autoinmunes, desempeña aquí un papel clave. Muchas células tumorales utilizan este mecanismo expresando el receptor PD-L1 y suprimiendo así específicamente la respuesta inmunitaria.

El pembrolizumab, conocido con el nombre comercial de Keytruda, es un anticuerpo monoclonal que bloquea la proteína PD-1 y neutraliza así la inhibición de las células inmunitarias. Esto provoca un aumento de la actividad de las células T contra las células cancerosas, lo que permite al sistema inmunitario combatir el tumor con mayor eficacia.

Pembrolizumab ha demostrado ser especialmente eficaz en el cáncer de mama triple negativo, una forma agresiva de tumor que a menudo presenta una elevada tasa de mutaciones y una mayor expresión de PD-L1. En combinación con la quimioterapia, la inmunoterapia ha demostrado mejorar significativamente las posibilidades de supervivencia de las pacientes con cáncer de mama triple negativo avanzado o metastásico.

Los inhibidores de los puntos de control representan un avance prometedor en la terapia personalizada del cáncer y podrían desempeñar un papel aún mayor en el tratamiento del cáncer de mama en el futuro, especialmente en combinación con otras terapias dirigidas o quimioterapias para vencer la resistencia y mejorar aún más la eficacia del tratamiento.

4.5.2. Vacunas contra el cáncer y terapias celulares

Las vacunas contra el cáncer y las terapias celulares son otros planteamientos innovadores de la oncología moderna que pretenden activar específicamente el sistema inmunitario contra las células del cáncer de mama. Mientras que las terapias tradicionales contra el cáncer, como la quimioterapia o la radioterapia, tienen un efecto inespecífico y pueden dañar tanto las células sanas como las cancerosas, estas nuevas estrategias utilizan la precisión del sistema inmunitario para eliminar específicamente las células malignas.

Las vacunas personalizadas de ARNm contra el cáncer de mama constituyen un prometedor campo de investigación. Estas vacunas se basan en la misma tecnología que las vacunas de ARNm contra el COVID-19 y están diseñadas para sensibilizar específicamente al sistema inmunitario frente a los antígenos tumorales. La información genética de las células tumorales se introduce en el organismo en forma de ARNm, lo que permite a las células inmunitarias reconocer y combatir proteínas cancerosas específicas. Dado que los tumores de cáncer de mama presentan un alto grado de variabilidad genética, se están investigando vacunas individualizadas que tengan en cuenta las mutaciones específicas de cada paciente y permitan así una respuesta inmunitaria a medida. Los primeros ensayos clínicos arrojan resultados prometedores, sobre todo en combinación con inmunoterapias ya existentes, como los inhibidores de puntos de control.

Otro enfoque prometedor es la terapia con células T CAR, actualmente en fase de ensayo experimental para el tratamiento selectivo de células tumorales. Esta terapia se basa en la modificación genética de las células T del propio organismo, que se alteran de tal forma que pueden reconocer y atacar células cancerosas específicas. Aunque las células CAR-T ya han sido aprobadas para ciertos cánceres sanguíneos como la leucemia y el linfoma, su uso en tumores sólidos como el cáncer de mama sigue siendo objeto de intensa investigación. Uno de los retos consiste en identificar estructuras diana específicas en las células del cáncer de mama que no se encuentren también en las células sanas, a fin de minimizar los efectos secundarios no deseados. Los avances en la manipulación celular y las nuevas moléculas diana, como HER2 u otras proteínas tumorales específicas, podrían mejorar aún más la eficacia de esta terapia en el futuro.

Las vacunas contra el cáncer y las terapias celulares pueden cambiar radicalmente el tratamiento del cáncer de mama. Al activar el sistema inmunitario y dirigirse a las células tumorales, podrían generar respuestas inmunitarias a largo plazo y reducir el riesgo de recidiva. En los próximos años, nuevos ensayos clínicos mostrarán cómo estas terapias innovadoras pueden integrarse en las estrategias de tratamiento existentes para mejorar aún más el pronóstico de las pacientes con cáncer de mama.

4.5.3. Terapias con dianas moleculares

Las terapias de diana molecular son fármacos muy precisos que atacan puntos débiles específicos de las células del cáncer de mama para inhibir su crecimiento y, al mismo tiempo, preservar en gran medida las células sanas. Estas terapias se basan en la identificación de cambios moleculares en el tumor y permiten un tratamiento individualizado.

Los inhibidores de PARP, desarrollados específicamente para pacientes con cáncer de mama con mutación BRCA, representan un avance significativo en la terapia dirigida del cáncer de mama. Las mutaciones en BRCA1 y BRCA2 merman la capacidad de las células para reparar los daños en el ADN, por lo que dependen de mecanismos de reparación alternativos. Los inhibidores de la PARP, como el olaparib, bloquean la enzima poli(ADP-ribosa) polimerasa (PARP), que desempeña un papel fundamental en la reparación del ADN. Esta inhibición provoca la acumulación de daños en el ADN de las células cancerosas, lo que en última instancia conduce a la muerte celular. Esta opción terapéutica ha demostrado ser especialmente eficaz en el cáncer de mama metastásico y triple negativo con mutaciones BRCA y ofrece una prometedora alternativa o complemento a la quimioterapia.

Otra molécula diana importante en la terapia del cáncer de mama es la vía de señalización CDK4/6, que desempeña un papel central en la regulación del ciclo celular. Los inhibidores de CDK4/6, como palbociclib, ribociclib y abemaciclib, bloquean las quinasas dependientes de ciclinas 4 y 6, que son cruciales para la progresión del ciclo celular en las células de cáncer de mama con receptores hormonales positivos. La inhibición de estas quinasas detiene el crecimiento descontrolado de las células cancerosas. En combinación con la terapia endocrina, como los inhibidores de la aromatasa o el fulvestrant, estos inhibidores han mejorado significativamente las opciones de tratamiento del cáncer de mama avanzado con receptores hormonales positivos y han prolongado el tiempo hasta la progresión de la enfermedad.

Las terapias con dianas moleculares han revolucionado el tratamiento del cáncer de mama y permiten una terapia más precisa y personalizada. La investigación se centra cada vez más en otras dianas moleculares para superar la resistencia y desarrollar nuevas estrategias de tratamiento para las formas agresivas de cáncer de mama. En el futuro, los enfoques combinados con inmunoterapia, modificadores epigenéticos u otros inhibidores dirigidos podrían mejorar aún más la eficacia de estas terapias.

***

El cáncer de mama es hoy más tratable que nunca. La combinación de enfoques terapéuticos sistémicos, locales e innovadores permite a muchas pacientes sobrevivir durante mucho tiempo con una elevada calidad de vida.

El futuro está en la medicina personalizada, que permite terapias a medida mediante pruebas genéticas. Los avances en inmunoterapia e investigación oncológica también ofrecen nuevas esperanzas a las pacientes con cáncer de mama avanzado o metastásico.

5. Cáncer de mama crónico: vivir con la enfermedad

En muchos casos, el cáncer de mama se considera actualmente una enfermedad curable si se reconoce y trata precozmente. No obstante, hay un grupo importante de pacientes que viven con un cáncer de mama crónico, sobre todo si la enfermedad ha hecho metástasis, es decir, si ya se ha extendido a otros órganos. Aunque el cáncer de mama metastásico solía asociarse a una corta esperanza de vida, las terapias modernas han mejorado notablemente el pronóstico de muchas pacientes.

Está surgiendo una nueva realidad para estas mujeres: El cáncer de mama es una enfermedad crónica, comparable a la diabetes o la hipertensión. Ya no se trata sólo de curar, sino de controlar la enfermedad, a menudo durante muchos años. Esto conlleva retos particulares, tanto a nivel médico como psicológico y social.

Este capítulo examina cómo puede controlarse el cáncer de mama metastásico, qué estrategias existen para el tratamiento a largo plazo y qué papel desempeñan los exámenes periódicos y el tratamiento de los efectos secundarios.

5.1 Qué significa cáncer de mama metastatizado pero controlado?

El cáncer de mama metastásico se produce cuando las células cancerosas se han extendido desde la mama a otros órganos a través del torrente linfático o sanguíneo. Los lugares más comunes de metástasis son los huesos, que se ven afectados con mayor frecuencia, seguidos de los pulmones, el hígado y el cerebro.

Estas metástasis a distancia se producen cuando las células cancerosas abandonan el entorno tumoral original, entran en la circulación y se asientan en otros tejidos, donde pueden formar nuevos focos tumorales.

Hace apenas unas décadas, la metástasis significaba casi siempre una esperanza de vida muy limitada. Sin embargo, gracias a los avances médicos, ahora se dispone de numerosas opciones de tratamiento que permiten controlar el cáncer durante largos periodos de tiempo. Las modernas terapias dirigidas, las inmunoterapias, los tratamientos hormonales y la quimioterapia han contribuido a que el cáncer de mama metastásico se considere cada vez más una enfermedad crónica con la que muchas pacientes pueden convivir durante años.

El término "cáncer de mama metastásico controlado" describe una situación en la que el tumor no sigue creciendo, extendiéndose o incluso reduciéndose bajo tratamiento. Esto puede lograrse mediante diversas estrategias de tratamiento.

Las terapias dirigidas atacan características moleculares específicas de las células cancerosas e inhiben su crecimiento. Las terapias hormonales bloquean el efecto de los estrógenos o la progesterona si el tumor crece de forma hormonodependiente. Las quimioterapias destruyen las células cancerosas que se dividen rápidamente, mientras que las inmunoterapias activan el sistema de defensa del propio organismo para combatir las células tumorales. En muchos casos, estas formas de tratamiento se combinan para lograr el mejor control posible de la enfermedad.

Además de las terapias sistémicas, las medidas locales como la radioterapia o las intervenciones quirúrgicas también desempeñan un papel, sobre todo si las metástasis provocan síntomas graves. Las metástasis óseas, por ejemplo, pueden tratarse con radioterapia dirigida para aliviar el dolor y prevenir fracturas.

Los nuevos enfoques terapéuticos, como la biopsia líquida, permiten un seguimiento más preciso de la enfermedad y posibilitan el ajuste precoz de la terapia en caso de resistencia.

El pronóstico del cáncer de mama metastásico ha mejorado considerablemente en los últimos años gracias al continuo desarrollo de las opciones terapéuticas. Aunque la enfermedad es incurable en muchos casos, las terapias modernas permiten controlar la enfermedad a largo plazo y ofrecer una elevada calidad de vida a las pacientes afectadas.

5.2. Tipos de control de enfermedades

El control del cáncer de mama metastásico puede adoptar diversas formas, dependiendo de cómo responda el tumor a la terapia.

Una remisión completa significa que no quedan células cancerosas detectables en el organismo. Esto puede confirmarse mediante procedimientos de imagen o análisis moleculares. Aunque no se detecte actividad tumoral visible en este estado, es necesario realizar controles periódicos, ya que las células cancerosas permanecen en estado inactivo y podrían reactivarse más adelante.

Se habla de remisión parcial cuando el tumor se ha reducido significativamente durante el tratamiento, pero sigue presente. Esto demuestra que el tratamiento es eficaz y que se ha contenido el crecimiento del cáncer, pero sigue siendo necesario un seguimiento activo y la continuación de la terapia.

Se habla de enfermedad estable cuando el tumor no sigue creciendo bajo tratamiento y no se forman nuevas metástasis. En este estado, la enfermedad está bajo control, lo que significa que, aunque el cáncer sigue presente en el organismo, no progresa activamente. Este estado puede mantenerse durante muchos años y permite a los afectados disfrutar de una elevada calidad de vida.

Gracias al desarrollo de modernos enfoques terapéuticos, el cáncer de mama metastásico se considera cada vez más una enfermedad crónica que puede mantenerse estable durante largos periodos de tiempo. El objetivo del tratamiento es contener el crecimiento tumoral, minimizar los síntomas y mantener la máxima calidad de vida posible.

5. Adaptación del organismo a la enfermedad y seguimiento farmacológico a largo plazo

El tratamiento a largo plazo del cáncer de mama metastásico exige que el organismo se adapte continuamente a la enfermedad. Mientras que las decisiones sobre el tratamiento agudo suelen cobrar protagonismo en los primeros meses tras el diagnóstico, pacientes y médicos deben desarrollar una estrategia sostenible de control de la enfermedad a medida que ésta progresa.

5.3.1. Opciones terapéuticas a largo plazo

El tratamiento del cáncer de mama metastásico se basa en varios pilares que se adaptan individualmente a la naturaleza biológica del tumor y a la evolución de la enfermedad. Una de las opciones terapéuticas más importantes es la terapia hormonal, que se utiliza en los tumores con receptores hormonales positivos. Fármacos como los inhibidores de la aromatasa, los moduladores selectivos de los receptores estrogénicos o los análogos de la GnRH inhiben el efecto de los estrógenos y la progesterona con el fin de ralentizar o detener el crecimiento de las células cancerosas.

Las terapias dirigidas desempeñan un papel crucial, especialmente en el caso de tumores con características moleculares específicas. Los tumores HER2 positivos pueden tratarse con anticuerpos como trastuzumab (Herceptin) o pertuzumab (Perjeta), que bloquean específicamente el receptor HER2 e inhiben así el crecimiento tumoral. Para el cáncer de mama hormonodependiente con una elevada tasa de división celular, se dispone de inhibidores de CDK4/6 como palbociclib, ribociclib o abemaciclib, que inhiben la progresión del ciclo celular y suprimen así la proliferación de las células tumorales.

La quimioterapia se utiliza cuando otras opciones ya no son suficientemente eficaces. Ataca las células cancerosas que se dividen rápidamente y también puede permitir el control de la enfermedad en tumores agresivos o resistentes a otras terapias. Los regímenes quimioterápicos modernos suelen estar diseñados para administrarse con el menor número posible de efectos secundarios a fin de mantener la calidad de vida del paciente.

Los bifosfonatos o el denosumab son componentes terapéuticos importantes para los pacientes con metástasis óseas, ya que contribuyen a estabilizar la sustancia ósea y a reducir el riesgo de fracturas o dolor. Estos fármacos inhiben la resorción ósea y contribuyen a minimizar los efectos de las metástasis en el sistema esquelético.

Como el cáncer de mama metastásico puede controlarse durante largos periodos de tiempo, muchas pacientes toman medicación durante años. El organismo puede adaptarse a la terapia farmacológica, lo que significa que pueden desarrollarse resistencias. Las células cancerosas desarrollan mecanismos para eludir el efecto terapéutico, lo que puede hacer que la terapia pierda su eficacia a medida que avanza la enfermedad. Por lo tanto, es esencial revisar la terapia con regularidad y considerar estrategias de tratamiento alternativas si hay signos de progresión o resistencia.

La investigación continua y los nuevos enfoques terapéuticos, incluidas las inmunoterapias, las pruebas moleculares personalizadas y las terapias combinadas, están mejorando las posibilidades de controlar el cáncer de mama metastásico a largo plazo.

5.3.2. Cambio de terapia si la enfermedad progresa

A pesar de los avances en el tratamiento del cáncer de mama metastásico, las células tumorales pueden volverse resistentes a determinadas terapias a medida que la enfermedad progresa. Este desarrollo de resistencia representa uno de los mayores retos del tratamiento a largo plazo y requiere una adaptación flexible de la terapia para mantener el control de la enfermedad. El cambio de terapia depende de la evolución de la enfermedad, de la biología molecular del tumor y de la respuesta de la paciente al tratamiento anterior.

Un enfoque utilizado con frecuencia consiste en cambiar de terapia hormonal, especialmente en el cáncer de mama con receptores hormonales positivos. Si un tumor deja de responder a una terapia hormonal concreta, el cambio de tamoxifeno a inhibidores de la aromatasa o la adición de inhibidores CDK4/6 pueden ayudar a prolongar la eficacia del tratamiento. Otra opción es el uso de inhibidores selectivos del receptor estrogénico, como el fulvestrant, que pueden degradar el receptor estrogénico e inhibir así aún más el crecimiento tumoral.

En el caso del cáncer de mama HER2-positivo u otras terapias dirigidas, puede ser necesario cambiar a una clase de fármaco alternativa. Por ejemplo, tras el tratamiento con trastuzumab, se puede cambiar a T-DM1 (Kadcyla) o a inhibidores de HER2 más recientes, como trastuzumab deruxtecan, para ralentizar la progresión de la enfermedad. En algunos casos, una combinación de diferentes terapias dirigidas también es útil para eludir la resistencia.

Si las terapias dirigidas u hormonales dejan de ser suficientemente eficaces, a menudo se pasa a la quimioterapia. Ésta puede administrarse como monoterapia o en combinación con otros agentes. La quimioterapia es una opción de tratamiento esencial, sobre todo para el cáncer de mama triple negativo o la enfermedad muy avanzada. Para combatir las células tumorales resistentes suelen utilizarse fármacos a base de platino o taxanos.

Cada vez se utilizan más las terapias combinadas para vencer la resistencia. Entre ellas se encuentra, por ejemplo, la combinación de terapia hormonal con inhibidores de CDK4/6 para controlar más eficazmente el crecimiento tumoral. La combinación de inmunoterapia con quimioterapia también ha resultado prometedora, sobre todo en el cáncer de mama triple negativo.

La decisión de cambiar de terapia se basa en controles periódicos por imagen y análisis moleculares que muestran si el tratamiento actual sigue siendo eficaz. Los modernos procedimientos de diagnóstico, como la biopsia líquida, también permiten reconocer cambios moleculares en una fase temprana y adaptar la terapia antes de que se produzca una progresión visible de la enfermedad.

5.4 Importancia de las revisiones periódicas

El control de la enfermedad a largo plazo en el cáncer de mama metastásico requiere un seguimiento continuo para evaluar el éxito de la terapia y reaccionar a los cambios en el curso de la enfermedad en una fase temprana. Los controles periódicos pueden determinar si el tratamiento sigue siendo eficaz o si es necesario ajustarlo.

Los procedimientos de imagen como la resonancia magnética, la tomografía computerizada o la PET-CT son un componente central del seguimiento. Estos métodos permiten evaluar con precisión el crecimiento del tumor y detectar precozmente nuevas metástasis. Dependiendo de la situación individual, estos exámenes se realizan a intervalos regulares para documentar la progresión de la enfermedad.

Además, los análisis de sangre proporcionan información valiosa sobre el estado de la enfermedad. Marcadores tumorales como el CA 15-3 o el CEA pueden ayudar a evaluar la respuesta al tratamiento o proporcionar indicios de progresión de la enfermedad. Sin embargo, estos marcadores no son significativos para todos los pacientes, por lo que siempre se consideran en combinación con otros métodos diagnósticos.

Un avance innovador en el diagnóstico del cáncer es la biopsia líquida, un método para analizar el ADN tumoral circulante en la sangre. Esta técnica permite detectar cambios genéticos en el tumor en una fase temprana e identificar posibles resistencias a las terapias actuales. De este modo, el tratamiento puede ajustarse de forma selectiva incluso antes de que los cambios tumorales puedan detectarse por imagen.

Además de los exámenes técnicos, los exámenes clínicos siguen siendo esenciales. Los exámenes médicos ayudan a identificar los efectos secundarios de la terapia en una fase temprana y a optimizar la calidad de vida de la paciente. En particular, los síntomas como el dolor, la fatiga o los cambios hormonales deben evaluarse periódicamente y tratarse en caso necesario para minimizar el impacto en la vida cotidiana del paciente.

El seguimiento estructurado de estos diversos métodos diagnósticos es crucial para reaccionar a los cambios de la enfermedad en una fase temprana. Mediante la combinación de procedimientos de imagen, análisis de laboratorio y exámenes clínicos, la terapia puede adaptarse individualmente para prevenir la progresión de la enfermedad y mantener el control de la misma durante largos periodos de tiempo.

5. **Tratamiento de los efectos secundarios: fatiga, náuseas, caída del cabello y pérdida de masa ósea.**

El tratamiento a largo plazo del cáncer de mama metastásico suele ir acompañado de efectos secundarios. Estos pueden tener un impacto significativo en la calidad de vida, por lo que es importante un tratamiento específico de los efectos secundarios.

5.5.1. Fatiga (agotamiento crónico)

La fatiga es uno de los efectos secundarios más frecuentes y angustiosos en las pacientes con cáncer de mama, especialmente durante y después de un tratamiento sistémico como la quimioterapia, la hormonoterapia o la radioterapia. Se manifiesta en un agotamiento físico y mental persistente que no puede aliviarse completamente con el sueño o el descanso. Esta fatiga crónica puede mermar considerablemente la calidad de vida y tener un gran impacto en la vida cotidiana de las pacientes.

Una de las medidas más eficaces para mejorar la fatiga es la actividad física ligera. El ejercicio regular como caminar, el yoga suave o los ejercicios fisioterapéuticos específicos pueden estabilizar los niveles de energía, mejorar la circulación y aumentar el bienestar general. Aunque al principio pueda parecer contradictorio, el ejercicio moderado puede ayudar a reducir la fatiga a largo plazo al mantener la fuerza muscular y reforzar el sistema inmunitario.

Además, una dieta adaptada puede ayudar a estabilizar el balance energético. Una dieta equilibrada con suficientes proteínas, grasas saludables y carbohidratos complejos puede ayudar a minimizar las fluctuaciones de energía. También es importante una ingesta adecuada de líquidos, ya que la deshidratación puede aumentar la fatiga. En algunos casos, el asesoramiento nutricional puede ser útil para tener en cuenta las necesidades individuales.

Además de las medidas físicas y nutricionales, las estrategias cognitivas son útiles para afrontar mejor la fatiga. Entre ellas se incluye la gestión consciente del tiempo, en la que las pausas se planifican de forma selectiva para evitar el exceso de trabajo. Priorizar las tareas y delegar las actividades cotidianas puede ayudar a utilizar las reservas de energía de forma más eficiente. Las técnicas de relajación, como los ejercicios de atención plena o la meditación, también pueden ayudar a bajar los niveles de estrés y reducir la tensión mental.

La fatiga es un fenómeno complejo que puede variar de una persona a otra. Por eso es importante que los pacientes desarrollen medidas personalizadas junto con sus médicos tratantes para organizar su vida cotidiana de la mejor manera posible a pesar de la fatiga.

5.5.2. Náuseas y pérdida de apetito

Las náuseas son uno de los efectos secundarios más frecuentes y estresantes de la quimioterapia. Pueden desencadenarse por irritación directa del tracto gastrointestinal, activación del centro del vómito en el cerebro o por un aumento de la liberación de ciertas sustancias mensajeras como la serotonina. El tratamiento adecuado y la prevención son cruciales para mantener la calidad de vida durante la terapia y facilitar la ingesta de alimentos.

Una de las medidas más eficaces contra las náuseas inducidas por la quimioterapia es el uso de antieméticos, es decir, medicamentos para prevenir y tratar las náuseas y los vómitos. El ondansetrón, un antagonista de los receptores de serotonina, bloquea el efecto de la serotonina en el centro del vómito del cerebro y es especialmente eficaz contra las náuseas agudas.

La metoclopramida, por su parte, favorece el vaciado gástrico y actúa tanto a nivel central como periférico contra las náuseas. También pueden utilizarse otros principios activos como el aprepitant o la dexametasona, sobre todo en casos de náuseas retardadas o graves.

Además de los tratamientos farmacológicos, las medidas dietéticas también pueden ayudar a reducir las náuseas. Las comidas pequeñas y frecuentes con alimentos fáciles de digerir suelen tolerarse mejor que las raciones grandes que podrían sobrecargar el estómago. Deben evitarse en la medida de lo posible los alimentos grasos, muy condimentados o muy dulces, mientras que los alimentos neutros como los bizcochos, el arroz o las verduras cocidas suelen tolerarse mejor.

Los remedios naturales como el jengibre o el té de menta también han demostrado ser útiles. El jengibre tiene un efecto antiinflamatorio y puede aliviar las náuseas al relajar los músculos del estómago y facilitar la digestión. La menta tiene un efecto calmante en el tracto gastrointestinal y puede ayudar a reducir las náuseas y las flatulencias.

Además, medidas de terapia psicológica y conductual como la distracción, las técnicas de respiración o la acupresión pueden ayudar a aliviar las náuseas. Ciertos métodos de relajación, como la relajación muscular progresiva o la meditación, pueden ayudar a calmar el sistema nervioso autónomo y reducir la sensación de náuseas.

Como no todos los pacientes responden igual a los distintos tratamientos, a menudo es necesario personalizar la terapia. La combinación de medicación, medidas nutricionales y naturales puede ayudar a controlar los síntomas de la mejor manera posible y a mantener la calidad de vida durante la quimioterapia.

5.5.3. Caída del cabello

La caída del cabello es uno de los efectos secundarios más frecuentes y emocionalmente angustiosos de la quimioterapia. Se produce porque muchos fármacos quimioterápicos atacan no sólo a las células cancerosas, sino también a las células sanas de crecimiento rápido, como las de los folículos pilosos. La caída del cabello suele comenzar a las pocas semanas de empezar el tratamiento y puede afectar al cuero cabelludo, las cejas, las pestañas y el vello corporal. Aunque la caída suele ser temporal y el pelo vuelve a crecer una vez finalizado el tratamiento, puede resultar psicológicamente angustiosa.

Un método probado para minimizar la caída del cabello es el uso de gorros refrigerantes durante la quimioterapia. Estos gorros especiales enfrían considerablemente el cuero cabelludo durante la infusión, haciendo que los vasos sanguíneos del cuero cabelludo se contraigan. Esto significa que llega menos agente quimioterapéutico a los folículos pilosos, lo que puede reducir su daño. Los estudios han demostrado que los gorros refrigerantes pueden reducir significativamente la caída del cabello durante determinadas quimioterapias. Sin embargo, no todos los pacientes responden igual y en algunos casos puede producirse una caída parcial del cabello a pesar del enfriamiento.

Para muchos pacientes, las alternativas cosméticas como los pañuelos, las pelucas o los gorros son una forma de sentirse cómodos con su pérdida de cabello y mantener su aspecto. Las pelucas están disponibles en varios diseños, desde pelo humano hasta modelos de pelo sintético de alta calidad que parecen casi indistinguibles del pelo natural. Algunos seguros médicos de cubren al menos parte del coste de las pelucas, lo que permite a los pacientes elegir opciones individualizadas.

Además de las soluciones externas, es importante afrontar emocionalmente la pérdida de cabello. Muchos pacientes optan por un corte de pelo corto antes de empezar la quimioterapia para que la transición sea menos brusca. Compartir experiencias con otros enfermos, por ejemplo, en grupos de autoayuda, puede ayudar a afrontar los cambios. En la mayoría de los casos, el pelo vuelve a crecer al final del tratamiento, aunque la textura y el color pueden cambiar ligeramente al principio.

5.5.4. Pérdida ósea (osteoporosis con terapia hormonal)

Muchos fármacos contra el cáncer de mama, especialmente los inhibidores de la aromatasa y los análogos de la GnRH, pueden tener un efecto negativo sobre la densidad ósea al reducir los niveles de estrógenos. Dado que los estrógenos desempeñan un papel decisivo en el metabolismo óseo, su deficiencia puede provocar un aumento de la resorción ósea y aumentar el riesgo de osteoporosis y fracturas óseas. Esto afecta especialmente a las mujeres posmenopáusicas o a las pacientes que reciben terapias de modulación hormonal durante un periodo prolongado. Por lo tanto, las medidas preventivas son esenciales para mantener la salud ósea y evitar complicaciones a largo plazo.

Una estrategia eficaz para estabilizar la sustancia ósea es tomar bifosfonatos o denosumab. Los bifosfonatos, como el ácido zoledrónico o el alendronato, inhiben la actividad de los osteoclastos que degradan el hueso y ayudan a ralentizar la resorción ósea. El denosumab, un anticuerpo monoclonal, bloquea la vía de señalización del RANKL, responsable de la resorción ósea, y ofrece una alternativa eficaz para los pacientes que no toleran los bifosfonatos. Ambos agentes tienen además la ventaja adicional de que pueden reducir el riesgo de metástasis óseas en el cáncer de mama.

Además de la medicación, los suplementos de vitamina D y calcio son cruciales para la salud ósea. La vitamina D favorece la absorción del calcio en el intestino y contribuye a la mineralización ósea, mientras que la ingesta suficiente de calcio es necesaria para garantizar la estabilidad de los huesos. Dado que muchas pacientes con cáncer de mama tienen niveles bajos de vitamina D, a menudo se recomienda una suplementación específica para frenar la pérdida ósea.

Otro factor importante es el ejercicio regular, especialmente el entrenamiento de fuerza. Los ejercicios con carga, como el entrenamiento de fuerza, caminar o el yoga, pueden ayudar a fortalecer la estructura ósea y reducir el riesgo de osteoporosis. El entrenamiento del equilibrio y los ejercicios de coordinación también pueden ser útiles para prevenir las caídas y minimizar así el riesgo de fracturas.

La combinación de tratamiento farmacológico, ingesta selectiva de nutrientes y actividad física puede reducir eficazmente la pérdida ósea en pacientes con cáncer de mama. Las densitometrías óseas periódicas (escáneres DXA) también son una medida importante para reconocer los cambios en una fase temprana y ajustar el tratamiento en consecuencia.

5. Aspectos psicosociales: Afrontar un diagnóstico incurable

El diagnóstico de cáncer de mama metastásico se asocia a un enorme estrés psicológico para muchas pacientes. La confrontación con una enfermedad incurable suele desencadenar fuertes temores, inseguridades y estados de ánimo depresivos. La incertidumbre sobre la evolución de la enfermedad, los efectos del tratamiento y los cambios en la vida cotidiana pueden tener un impacto significativo en la estabilidad emocional. Por lo tanto, además del tratamiento físico, el afrontamiento psicológico también es de vital importancia para mantener la calidad de vida en la medida de lo posible.

Una de las medidas de apoyo más importantes es la atención psicooncológica, diseñada específicamente para ayudar a los pacientes a aceptar el diagnóstico y los retos emocionales asociados. Los psicooncólogos ofrecen asesoramiento individual para aliviar los miedos, las preocupaciones y los síntomas depresivos. Mediante técnicas terapéuticas como la terapia cognitivo-conductual, se pueden romper los ciclos de pensamientos negativos para que sea posible un enfoque constructivo de la enfermedad. Muchas clínicas y centros oncológicos ofrecen apoyo psicooncológico como parte integrante de la terapia del cáncer.

Además del apoyo profesional, las técnicas de atención plena y relajación pueden ayudar a reducir el estrés mental. La meditación, los ejercicios de respiración y la relajación muscular progresiva ayudan a reducir los niveles de estrés y a encontrar el equilibrio interior. Las técnicas de atención plena ayudan a los pacientes a centrarse en el momento presente y no dejarse abrumar por los miedos al futuro. Las formas creativas de expresión, como la escritura de diarios, la pintura o la musicoterapia, también pueden ayudar a procesar las emociones.

El apoyo social desempeña un papel crucial para hacer frente a la enfermedad. Socializar con la familia, los amigos o los grupos de autoayuda puede proporcionar alivio emocional y evitar que los pacientes se sientan aislados. Los grupos de autoayuda permiten compartir experiencias con otros enfermos y adquirir nuevas perspectivas para afrontar la enfermedad. Los familiares pueden ayudar a aliviar la presión psicológica proporcionando un entorno comprensivo y apoyo práctico en la vida cotidiana.

Afrontar una enfermedad incurable es un reto individual para el que no existe una solución universal. Con el tiempo, algunos pacientes desarrollan una nueva perspectiva de la vida replanteándose sus prioridades y buscando conscientemente momentos de alegría y plenitud. Los conceptos paliativos no sólo pretenden aliviar los síntomas físicos, sino también reforzar el bienestar mental y permitir a los pacientes llevar una vida lo más autodeterminada posible.

Una combinación de atención psicooncológica, estrategias de vida consciente y apoyo social puede facilitar el afrontamiento psicológico del cáncer de mama metastásico. Los futuros avances en medicina integrativa podrían ofrecer enfoques aún más específicos para el apoyo psicológico de los pacientes con cáncer y contribuir así a una mejor calidad de vida a pesar del diagnóstico.

***

En muchos casos, el cáncer de mama metastásico es ahora una enfermedad crónica que puede controlarse durante años o décadas. Una combinación de terapia moderna, seguimiento periódico y tratamiento específico de los efectos secundarios puede permitir a muchos enfermos llevar una vida larga y en gran medida normal. El apoyo psicosocial desempeña un papel tan importante como el tratamiento médico.

6. Influencia de la dieta y el estilo de vida en el pronóstico

En el pronóstico del cáncer de mama no sólo influyen tratamientos médicos como la cirugía, la quimioterapia o la terapia hormonal, sino también factores individuales relacionados con el estilo de vida. Aunque durante mucho tiempo se ha subestimado la importancia de la dieta, el ejercicio y el control del estrés en oncología, los estudios científicos modernos demuestran que estos factores pueden contribuir decisivamente a reducir el riesgo de recidiva, mejorar el bienestar general y aliviar los efectos secundarios de la terapia.

Este capítulo presenta los últimos descubrimientos científicos sobre los temas de la nutrición, el ejercicio, el control del estrés y la influencia de los factores ambientales en el pronóstico de las pacientes con cáncer de mama.

6.1 Recomendaciones nutricionales basadas en la evidencia: conceptos antiinflamatorios y antioxidantes

El papel de la nutrición en el cáncer es un tema intensamente investigado, y numerosos estudios demuestran que una dieta específica puede ayudar a mejorar el pronóstico del cáncer de mama. Sin embargo, no existe una única "dieta contra el cáncer", sino pautas alimentarias que han demostrado tener un efecto positivo en la evolución de la enfermedad.

6.1.1. Nutrición antiinflamatoria y cáncer

La inflamación crónica desempeña un papel importante en la progresión de muchos tipos de cáncer, incluido el de mama. Promueve la proliferación celular, favorece la metástasis y puede mermar la eficacia de determinadas terapias. Una dieta antiinflamatoria puede ayudar a frenar estos procesos y mejorar el bienestar general. Ciertos alimentos contienen sustancias bioactivas que tienen un efecto antiinflamatorio y pueden influir positivamente en la progresión de la enfermedad.

- Los ácidos grasos omega-3 son conocidos por sus grandes propiedades antiinflamatorias y se encuentran en pescados grasos como el salmón, la caballa y el arenque. Las fuentes vegetales como las nueces, las semillas de chía y las semillas de lino también contienen ácido alfa-linolénico, un precursor de los ácidos grasos omega-3 antiinflamatorios. Estos ácidos grasos actúan reduciendo la producción de moléculas proinflamatorias como las prostaglandinas y las citoquinas.
- Las verduras de hoja verde como las espinacas, la col rizada y el brécol son ricas en antioxidantes, fitoquímicos y vitaminas que tienen efectos antiinflamatorios. Las crucíferas, en particular, contienen sulforafano, un compuesto que, según los estudios realizados, inhibe el crecimiento de las células cancerosas.
- Bayas como los arándanos, las frambuesas y las moras contienen una elevada concentración de polifenoles, entre ellos antocianinas y flavonoides. Estos compuestos bioactivos tienen fuertes propiedades antioxidantes y ayudan a neutralizar los radicales libres que pueden favorecer los procesos inflamatorios en las células tumorales.
- Se ha demostrado que la cúrcuma, en particular su principio activo la curcumina, tiene propiedades antiinflamatorias y potencialmente anticancerígenas. La curcumina puede influir en las vías de señalización implicadas en la progresión tumoral y reducir la actividad de mediadores inflamatorios como el **NF-κB**. La biodisponibilidad

de la curcumina en puede mejorarse combinándola con pimienta negra (piperina).
- Frutos secos y semillas como las almendras, las nueces y las semillas de lino contienen valiosos ácidos grasos insaturados, polifenoles y micronutrientes que tienen un efecto antiinflamatorio. Las semillas de lino son también una de las mejores fuentes vegetales de lignanos, un grupo de fitoestrógenos que pueden tener efectos protectores potenciales contra los tumores hormono-dependientes.

Mediante una dieta antiinflamatoria específica, los pacientes con cáncer pueden mejorar su bienestar general y reducir el impacto de la inflamación crónica en la progresión de la enfermedad. Aunque la nutrición por sí sola no puede sustituir al tratamiento del cáncer, cada vez se considera más una medida de apoyo que puede integrarse en una terapia holística.

6.1.2. Antioxidantes y protección celular

El estrés oxidativo desempeña un papel decisivo en el desarrollo y la progresión del cáncer. Los radicales libres generados por procesos metabólicos, factores ambientales o determinados tratamientos pueden dañar el ADN y provocar mutaciones que favorecen el crecimiento de las células cancerosas. Los antioxidantes actúan como sustancias protectoras neutralizando los radicales libres y limitando el daño celular.

- La vitamina C es uno de los antioxidantes más conocidos y abunda en los cítricos, los pimientos y los kiwis. Refuerza el sistema inmunitario, favorece la formación de colágeno y protege las células del estrés oxidativo.
- La vitamina E, presente en almendras, aguacates y pipas de girasol, actúa como antioxidante liposoluble que

estabiliza las membranas celulares y protege contra el daño oxidativo.
- El selenio es un oligoelemento esencial con propiedades antioxidantes que se encuentra en las nueces de Brasil, el pescado y los productos integrales. Contribuye a la actividad enzimática que protege a las células de los radicales libres y se asocia a una posible reducción del riesgo de cáncer.
- Los carotenoides como el betacaroteno de las zanahorias, el licopeno de los tomates o la luteína de las verduras verdes tienen un fuerte efecto antioxidante y se encuentran en muchos alimentos vegetales. Protegen a las células de los daños en el ADN y favorecen el funcionamiento saludable de las células.

Además de una dieta antioxidante, también es importante reducir o evitar los alimentos potencialmente cancerígenos.

- La carne procesada, como las salchichas o el jamón, contiene nitrosaminas y otras sustancias cancerígenas que se producen por métodos de conservación o procesamiento industrial. Un consumo elevado de estos productos se asocia a un mayor riesgo de cáncer.
- Los alimentos ricos en azúcar pueden aumentar los niveles de insulina y favorecer la liberación de factores de crecimiento como el IGF-1 (factor de crecimiento similar a la insulina 1), que en algunos estudios se han relacionado con el desarrollo del cáncer. Una dieta rica en azúcar también puede promover procesos inflamatorios que pueden influir en el crecimiento tumoral.
- Las grasas industriales y las grasas trans, que se encuentran en los alimentos fritos y muy procesados y en las margarinas, aumentan la inflamación sistémica del organismo y pueden dañar las membranas celulares. Se

sospecha que estas grasas aumentan el riesgo de varias enfermedades crónicas, incluido el cáncer.

Una dieta consciente rica en alimentos antioxidantes y que evite los alimentos potencialmente nocivos puede servir como medida de apoyo en la prevención y el tratamiento del cáncer. Aunque la dieta por sí sola no puede prevenir ni curar el cáncer, desempeña un papel esencial en la promoción de la salud general y la reducción de los factores de riesgo.

6.2 Importancia del peso corporal: la obesidad como factor de riesgo

El sobrepeso y la obesidad son factores de riesgo demostrados para el desarrollo y la progresión del cáncer de mama. Numerosos estudios han demostrado que las mujeres con un índice de masa corporal (IMC) elevado tienen un mayor riesgo de recurrencia y un peor pronóstico. Sobre todo, después de la menopausia, la obesidad se asocia a una mayor incidencia de cáncer de mama y a una menor tasa de supervivencia. En resumen, esto se debe a que el exceso de grasa corporal influye en los procesos biológicos que favorecen el crecimiento tumoral.

Un mecanismo central es la producción de estrógenos en el tejido adiposo. Tras la menopausia, los estrógenos ya no se producen principalmente en los ovarios, sino cada vez más en el tejido adiposo mediante la conversión de andrógenos en estrógenos. Por tanto, un alto porcentaje de grasa corporal conlleva un aumento del nivel de estrógenos, lo que puede favorecer el crecimiento de tumores de mama hormonodependientes en particular.

Además, el exceso de tejido adiposo provoca inflamación crónica, lo que favorece aún más el crecimiento tumoral. Las células grasas liberan mensajeros proinflamatorios como la interleucina

6 (IL-6) y el factor de necrosis tumoral alfa (**TNF-α**), que provocan un aumento de la proliferación celular y una alteración de la respuesta inmunitaria. Este estado inflamatorio permanente puede facilitar el desarrollo de células cancerosas y aumentar su resistencia a las terapias.

Otro factor es la resistencia a la insulina y el aumento de la liberación de factores de crecimiento como el factor de crecimiento 1 similar a la insulina (IGF-1). Las personas con sobrepeso suelen tener niveles elevados de insulina porque su organismo necesita producir más insulina para garantizar la utilización normal del azúcar en sangre. Sin embargo, la insulina y el IGF-1 pueden promover simultáneamente el crecimiento de células cancerosas activando vías de señalización que favorecen la división celular y la metástasis.

Un peso corporal saludable puede conseguirse mediante una combinación a largo plazo de dieta equilibrada y ejercicio regular.

Una dieta consciente puede ayudar a reducir los alimentos ricos en calorías y pobres en nutrientes. Evitar el azúcar refinado, las grasas saturadas y los alimentos muy procesados ayuda a estabilizar los niveles de insulina y a reducir la inflamación. Una dieta rica en verduras, legumbres, cereales integrales, grasas saludables y proteínas magras no sólo ayuda a controlar el peso, sino que también aporta nutrientes esenciales que refuerzan el sistema inmunitario.

A largo plazo, las estrategias sostenibles son cruciales para controlar el peso. Las dietas con restricciones calóricas drásticas suelen ser ineficaces y pueden provocar una pérdida muscular o un efecto yo-yo. En su lugar, debe buscarse un cambio permanente en la dieta que combine una ingesta calórica saludable con una distribución equilibrada de macronutrientes.

6.3 Deporte y ejercicio: efectos positivos sobre el sistema inmunitario y el metabolismo.

Se ha demostrado que la actividad física regular tiene un efecto positivo en el pronóstico del cáncer de mama. Los estudios demuestran que el ejercicio puede ralentizar la progresión de la enfermedad y reducir el riesgo de recidiva. Además de los beneficios generales para la salud, el ejercicio tiene un efecto directo sobre los procesos biológicos implicados en el desarrollo y la progresión del cáncer.

Un mecanismo clave es la reducción de la inflamación crónica. La actividad física conduce a una reducción de las citocinas proinflamatorias como la interleucina-6 (IL-6) y el factor de necrosis tumoral alfa (**TNF-α**), que pueden favorecer el crecimiento tumoral. Al modular estos procesos inflamatorios, el ejercicio contribuye a inhibir la proliferación de las células cancerosas.

El ejercicio regular también mejora la regulación de los niveles de azúcar en sangre. La obesidad y una dieta desequilibrada pueden provocar un aumento de los niveles de insulina e IGF-1, que estimulan el crecimiento de las células cancerosas. El ejercicio aumenta la sensibilidad a la insulina y ayuda a mantener estables los niveles de azúcar en sangre, reduciendo así el crecimiento celular mediado por la insulina.

Otro efecto importante es el refuerzo de la función inmunitaria. El ejercicio activa las células inmunitarias, como las células asesinas naturales y los linfocitos T, que pueden reconocer y eliminar las células cancerosas con mayor eficacia. La mejora de la respuesta inmunitaria ayuda a ralentizar el crecimiento tumoral y favorece la eficacia de la terapia contra el cáncer.

Los distintos tipos de ejercicio tienen beneficios diferentes y deben adaptarse individualmente a la capacidad y el estado de salud del paciente.

El entrenamiento de resistencia, como caminar, nadar o montar en bicicleta, refuerza la función cardiovascular, mejora el aporte de oxígeno a los tejidos y contribuye a aumentar el nivel general de energía.

El entrenamiento de fuerza, por ejemplo, con mancuernas ligeras o con el propio peso corporal, ayuda a mantener la masa muscular. Especialmente durante la terapia hormonal, que puede asociarse a una pérdida de densidad ósea y muscular, el entrenamiento de fuerza específico es esencial para mantener la función física.

El yoga y el Tai Chi ofrecen una combinación de movimiento suave y reducción del estrés, que puede tener un efecto positivo en el bienestar general y el sistema inmunitario. Estos métodos fomentan la conciencia corporal, mejoran la flexibilidad y pueden ayudar a aliviar los efectos secundarios del tratamiento del cáncer, como la fatiga o la ansiedad.

Incluso un ejercicio moderado de al menos 150 minutos a la semana, es decir, unos 30 minutos en cinco días, puede tener ya un efecto positivo notable en el pronóstico. La actividad regular no sólo favorece el control de la enfermedad, sino que también mejora la calidad de vida, reduce los efectos secundarios de la terapia y contribuye a mejorar la estabilidad física y emocional.

6.4 Importancia de la gestión del estrés y la atención plena

El estrés crónico puede debilitar el sistema inmunitario y activar procesos hormonales que favorecen el crecimiento tumoral. La presión psicológica prolongada provoca una mayor liberación de hormonas del estrés como el cortisol y la adrenalina, que aumentan las reacciones inflamatorias, favorecen la proliferación celular y pueden perjudicar la defensa inmunitaria contra las células cancerosas. El estrés también puede favorecer la liberación de factores de crecimiento como el VEGF y el IGF-1, que favorecen la angiogénesis tumoral y la progresión de la enfermedad. Por lo tanto, la gestión eficaz del estrés es una parte esencial de un estilo de vida saludable y puede ayudar a mejorar el pronóstico.

La meditación y el entrenamiento en atención plena son técnicas de eficacia probada para reducir el estrés y reforzar la resiliencia mental. Los métodos basados en la atención plena, como la Reducción del Estrés Basada en la Atención Plena, ayudan a romper con los patrones de pensamiento negativos y a centrarse en el momento presente. Los estudios demuestran que la meditación regular puede reducir la ansiedad y aumentar el bienestar.

Las técnicas de respiración y la relajación muscular progresiva son otros métodos eficaces para reducir las respuestas fisiológicas al estrés. La respiración profunda y controlada puede calmar el sistema nervioso activando el sistema nervioso parasimpático, que reduce la tensión arterial y la frecuencia cardiaca. La relajación muscular progresiva de Jacobson combina la tensión muscular consciente y la relajación para liberar la tensión física y promover la calma interior.

El apoyo social desempeña un papel clave para afrontar el estrés. Socializar con la familia, los amigos o los grupos de autoayuda puede reducir el estrés emocional y evitar la sensación de aislamiento social. Hablar de los miedos y preocupaciones ayuda a aliviar la presión psicológica, mientras que experimentar solidaridad y apoyo refuerza el bienestar mental.

A largo plazo, una combinación de estrategias mentales, físicas y sociales puede ayudar a reducir el estrés y reforzar la resiliencia interior. Además de los métodos tradicionales de relajación, el ejercicio, las actividades creativas o pasar tiempo en la naturaleza también pueden servir para amortiguar el estrés. Integrar estas medidas en la vida cotidiana no sólo puede mejorar la salud mental, sino también contribuir a reforzar el sistema inmunitario y favorecer un control estable de las enfermedades.

6.5 Tabaquismo, alcohol y factores ambientales: influencia en el pronóstico

6.5.1. Tabaquismo y cáncer de mama

Aunque el tabaquismo se asocia principalmente al cáncer de pulmón, los estudios demuestran que también puede aumentar el riesgo de cáncer de mama. Las mujeres con tumores de receptores hormonales positivos se ven especialmente afectadas, ya que fumar afecta al metabolismo hormonal y puede reducir la eficacia de terapias hormonales como el tamoxifeno o los inhibidores de la aromatasa.

El humo del tabaco contiene sustancias cancerígenas, como los hidrocarburos aromáticos policíclicos y las nitrosaminas, que pueden causar daños en el ADN y favorecer la división celular incontrolada. Estas sustancias pueden favorecer el daño oxidativo en el tejido mamario y contribuir al desarrollo de mutaciones.

Otro mecanismo es la influencia sobre el metabolismo de los estrógenos. El tabaquismo puede acelerar la descomposición de los estrógenos en el hígado y provocar una distribución desigual de las vías de señalización hormonal. Esto puede hacer que los tumores hormonodependientes crezcan de forma más agresiva o que se desarrolle más rápidamente una resistencia a la terapia.

Fumar también empeora el pronóstico del cáncer de mama ya diagnosticado. Puede reducir el aporte de oxígeno a los tejidos, aumentar los procesos inflamatorios y perjudicar la cicatrización de las heridas tras la cirugía o la radioterapia.

Dejar de fumar tiene importantes beneficios tanto para la prevención del cáncer como para el pronóstico de las pacientes con cáncer de mama. Los estudios demuestran que se reduce el riesgo de complicaciones tras el tratamiento oncológico y mejora la tasa de supervivencia global. Incluso después de un diagnóstico de cáncer, dejar de fumar puede aumentar la eficacia de la terapia y reducir el riesgo de recidiva o de segundos tumores.

6.5.2. Consumo de alcohol y cáncer de mama

Incluso cantidades moderadas de alcohol pueden aumentar el riesgo de cáncer de mama, ya que el alcohol interfiere en diversos procesos hormonales y metabólicos que pueden favorecer el desarrollo y la progresión del cáncer. Los estudios epidemiológicos demuestran que el consumo de una sola bebida alcohólica al día se asocia a un mayor riesgo de cáncer de mama. El riesgo aumenta con la cantidad consumida, de modo que el consumo regular o elevado de alcohol incrementa aún más el riesgo de desarrollar la enfermedad.

Un mecanismo central es el aumento de los niveles de estrógenos. El alcohol influye en la función hepática, responsable de la descomposición de las hormonas. Esto puede hacer que los estrógenos circulen en el organismo durante más tiempo, favoreciendo así el crecimiento de tumores hormonodependientes. Por ello, las mujeres con cáncer de mama con receptores de estrógenos positivos pueden ser más sensibles a los efectos negativos del alcohol.

Otro factor de riesgo son los metabolitos cancerígenos que se producen al metabolizar el alcohol. El etanol se metaboliza en el hígado en acetaldehído, una sustancia que puede dañar directamente el ADN y alterar el funcionamiento normal de las células. El acetaldehído también favorece los procesos oxidativos que aceleran el envejecimiento celular y aumentan la probabilidad de mutaciones genéticas.

Además, el alcohol puede debilitar los mecanismos de desintoxicación del organismo al reducir la capacidad antioxidante y favorecer los procesos inflamatorios. Estos factores favorecen la proliferación celular y pueden acelerar la progresión de un tumor ya existente.

Dado que existe una relación entre el consumo de alcohol y el riesgo de cáncer de mama, se aconseja a las mujeres -especialmente a las que tienen antecedentes familiares o ya han sido diagnosticadas- que reduzcan o eviten por completo el consumo de alcohol. Las que sigan consumiendo alcohol ocasionalmente deben hacerlo con moderación y optar preferiblemente por bebidas de baja graduación.

6.5.3. Factores ambientales y cáncer de mama

Los factores ambientales desempeñan un papel cada vez más reconocido en el desarrollo y la progresión del cáncer. Algunas sustancias químicas pueden actuar como alteradores endocrinos, afectando al sistema hormonal y aumentando así el riesgo de cáncer de mama. La exposición prolongada a la contaminación atmosférica y a otras toxinas ambientales también puede aumentar el riesgo general de cáncer.

Muchos productos químicos industriales, plastificantes, pesticidas y metales pesados contienen compuestos que actúan como disruptores endocrinos. Estas sustancias pueden imitar o bloquear las hormonas naturales del organismo, lo que resulta especialmente problemático en el caso de tumores hormonodependientes como el cáncer de mama.

Los disruptores endocrinos más conocidos son el bisfenol A (BPA), presente en los envases de plástico, y los residuos de pesticidas en los alimentos convencionales. Estas sustancias pueden interferir en el equilibrio hormonal, activar los receptores de estrógenos y favorecer así indirectamente el crecimiento de tumores.

Para minimizar el riesgo, se recomienda:

- Prefiera los alimentos de cultivo ecológico, ya que contienen menos residuos de pesticidas.

- Evite los envases de plástico y las latas recubiertas para reducir el contacto con el BPA y otros plastificantes.

- Utilice recipientes de vidrio y acero inoxidable en lugar de plástico para guardar los alimentos.

- Seleccione productos domésticos y cosméticos sin disruptores endocrinos como parabenos o ftalatos.

La exposición prolongada a la contaminación atmosférica, en particular a las partículas en suspensión (PM2,5), los óxidos de nitrógeno y los hidrocarburos aromáticos policíclicos, se asocia cada vez más a un mayor riesgo de cáncer. Los estudios demuestran que las personas que viven en zonas con altos niveles de contaminación pueden tener un mayor riesgo de cáncer de mama.

Los contaminantes atmosféricos pueden:

- Promueven el estrés oxidativo y el daño del ADN.

- Intensifican los procesos inflamatorios del organismo que favorecen el crecimiento tumoral.

- contienen metales pesados y toxinas ambientales que pueden alterar el sistema hormonal.

Medidas como los filtros de aire de interior, la estancia en zonas menos contaminadas y la reducción de la exposición a los gases de escape de los coches pueden ayudar a reducir la contaminación.

***

Un estilo de vida saludable con una dieta antiinflamatoria, ejercicio regular, control del estrés y evitación de los factores de riesgo puede mejorar significativamente el pronóstico del cáncer de mama. Las pacientes deben dar tanta importancia a estos aspectos como a la terapia médica, ya que pueden contribuir activamente a mejorar su calidad de vida y sus posibilidades de supervivencia a largo plazo.

7. Estrategias psicológicas de afrontamiento

Un diagnóstico de cáncer tiene un profundo impacto en la vida de los afectados. No sólo cambia el cuerpo, sino también la experiencia emocional, la autoimagen y la planificación futura. Los pacientes con cáncer crónico o metastásico, en particular, se enfrentan a diversos retos psicológicos. La ansiedad, la incertidumbre, los estados depresivos y el agotamiento emocional son compañeros frecuentes de la enfermedad.

A pesar de los modernos avances médicos, el cáncer sigue siendo una enfermedad que amenaza la existencia y que debe superarse no sólo físicamente, sino también mentalmente. La salud mental desempeña un papel decisivo en la calidad de vida y puede incluso influir en la evolución de la enfermedad. Los estudios demuestran que los pacientes con un estado mental estable son más capaces de afrontar el estrés de la enfermedad, tienen más probabilidades de cumplir los planes de tratamiento y posiblemente mejoren su pronóstico.

En este capítulo se describen detalladamente las estrategias psicológicas de afrontamiento con el fin de proporcionar a los pacientes y a sus familiares un apoyo concreto.

7.1 Carga psicológica del cáncer crónico

El diagnóstico de cáncer crónico o metastásico enfrenta a los afectados a un enfrentamiento con la enfermedad que dura toda la vida. Mientras que muchas enfermedades persiguen la curación, en estos casos el cáncer suele seguir siendo un reto permanente que conlleva cargas físicas, emocionales y sociales. Esta incertidumbre a largo plazo puede llevar a un estrés psicológico considerable, que se manifiesta de diversas maneras.

Una de las tensiones más comunes es el miedo a la progresión de la enfermedad o a una recaída. La incertidumbre sobre si una terapia seguirá funcionando o si se desarrollarán nuevas metástasis puede ser muy estresante y provocar una tensión permanente.

Los largos y a menudo agotadores periodos de terapia pueden provocar agotamiento emocional. Los constantes exámenes médicos, los efectos secundarios y los tratamientos no solo dejan huella físicamente, sino que también repercuten en la capacidad de recuperación mental.

Muchos pacientes experimentan sentimientos de impotencia y pérdida de control, ya que a menudo son incapaces de influir ellos mismos en la progresión de la enfermedad. Esto puede conducir a un sentimiento de impotencia, que dificulta el afrontamiento psicológico.

Los cambios en la autoimagen son especialmente graves. Los efectos secundarios del tratamiento del cáncer, como la caída del cabello, las cicatrices o la mastectomía, pueden tener un impacto significativo en la imagen corporal y la autoestima. Mirarse al espejo se convierte en un reto para muchas personas, que tienen que aceptar una realidad física nueva y desconocida.

También existe el riesgo de aislamiento social, ya que a menudo es inevitable una participación limitada en la vida profesional o cotidiana. La enfermedad puede dar lugar a menos contactos sociales porque los pacientes se retiran de la vida pública o son menos activos debido a la fatiga y otros efectos secundarios.

La reacción emocional ante un diagnóstico de cáncer es individual y puede cambiar a lo largo de la enfermedad. Mientras que algunos pacientes permanecen mentalmente estables durante un largo periodo de tiempo, otros experimentan episodios depresivos o trastornos de ansiedad. La carga psicológica de puede fluctuar por fases, por ejemplo, en el momento de tomar decisiones sobre el tratamiento, tras unos malos resultados en las pruebas o en caso de recaídas.

Es esencial no subestimar estas cargas y buscar apoyo en una fase temprana. El apoyo psicooncológico puede ayudar a procesar los miedos y desarrollar estrategias para afrontar los retos emocionales. La terapia psicológica, el entrenamiento en mindfulness y el apoyo social de la familia, los amigos o los grupos de autoayuda desempeñan un papel importante en el fortalecimiento de la resiliencia psicológica.

Cada paciente afronta el diagnóstico de forma diferente, pero el acceso a servicios de apoyo adecuados puede ayudarles a encontrar una forma de vivir con la enfermedad sin que ésta domine toda su vida. El apoyo psicológico a largo plazo puede ayudar a centrarse en la calidad de vida y reforzar los recursos individuales para llevar una vida plena a pesar del diagnóstico.

7.2 Afrontamiento de la ansiedad y estrategias contra los estados depresivos

Para muchas de las afectadas, el diagnóstico de cáncer de mama conlleva un estrés no sólo físico, sino también psicológico considerable. La ansiedad es una de las reacciones emocionales más comunes a la enfermedad y puede manifestarse de diferentes formas. Muchas pacientes temen la progresión de la enfermedad, el posible dolor o los efectos secundarios de la terapia, mientras que otras desarrollan profundos temores existenciales a la muerte. La incertidumbre sobre el curso ulterior de la enfermedad puede causar estrés adicional y sentimientos de impotencia.

Además de la ansiedad, suelen aparecer estados de ánimo depresivos. Los sentimientos de desesperanza y abatimiento pueden ensombrecer la vida cotidiana y hacer que los intereses y actividades anteriores pierdan importancia. La pérdida de placer en las cosas cotidianas tiene un impacto significativo en el bienestar emocional y hace más difícil aceptar psicológicamente la enfermedad.

Varias estrategias pueden ser útiles para hacer frente a la ansiedad. Una opción es analizar conscientemente los pensamientos negativos y sustituirlos por perspectivas más realistas y constructivas. Esto puede ayudar a reducir los pensamientos catastrofistas y a centrarse en problemas solucionables. Las técnicas de respiración y la meditación también son métodos eficaces para calmar el sistema nervioso y aliviar los síntomas de ansiedad aguda. Los ejercicios regulares de atención plena fomentan la sensación de autocontrol y ayudan a centrarse en el momento presente en lugar de dejarse abrumar por las preocupaciones sobre el futuro. El asesoramiento terapéutico con psicooncólogos o psicoterapeutas también puede proporcionar apoyo ayudando a reflexionar sobre los miedos y a procesarlos. Las conversaciones dirigidas por especialistas permiten desarrollar estrategias de afrontamiento y abordar activamente el estrés emocional.

En el caso de estados de ánimo depresivos, puede ser útil mantener una estructura diaria fija para evitar caer en la desesperanza. Las rutinas claras y los objetivos pequeños y alcanzables ayudan a mantener gradualmente la propia actividad. La actividad física también desempeña un papel fundamental. Incluso el ejercicio moderado puede favorecer la liberación de endorfinas y serotonina y aliviar los síntomas depresivos. Los paseos, las actividades deportivas ligeras o formas suaves de ejercicio como el yoga o el tai chi han demostrado tener un efecto positivo en el estado de ánimo. Los contactos sociales también son un factor importante para afrontar la depresión. El aislamiento puede exacerbar los estados de ánimo depresivos, mientras que los encuentros regulares con familiares o amigos proporcionan apoyo emocional y refuerzan el sentimiento de conexión. Si los síntomas depresivos persisten durante un periodo prolongado o son graves, puede buscarse ayuda profesional. En casos graves, una combinación de antidepresivos y psicoterapia puede ser una opción sensata para restablecer la estabilidad mental.

7.3 Afrontar la incertidumbre y las cuestiones existenciales

Uno de los mayores retos para las pacientes de cáncer de mama es la incertidumbre sobre el futuro. Cuestiones como la evolución de la enfermedad, la eficacia a largo plazo de un tratamiento o el tiempo de vida que les queda pueden provocar un fuerte estrés emocional. El deseo humano de certeza se ve a menudo cuestionado por la realidad del cáncer.

Una forma de afrontar esta incertidumbre es centrarse conscientemente en el presente. Centrarse conscientemente en el momento presente puede ayudar a reducir la ansiedad excesiva por el futuro. Puede ser un alivio centrarse en lo que es posible aquí y ahora, en lugar de dejarse llevar por preocupaciones sobre acontecimientos desconocidos. Reconocer conscientemente las experiencias positivas también puede ayudar a disfrutar de los momentos hermosos de la vida a pesar de todas las incertidumbres. Algunos pacientes encuentran consuelo en la contemplación espiritual o filosófica, ya sea a través de creencias religiosas o de reflexiones personales sobre el sentido de la vida. Las conversaciones con expertos, como médicos de cuidados paliativos o psicólogos, también pueden ayudar a debatir abiertamente las cuestiones existenciales. A largo plazo, afrontar conscientemente la incertidumbre puede ayudar a reducir el miedo al futuro y a desarrollar una mayor sensación de estabilidad interior.

Una red social sólida es de gran importancia para la salud mental. Los estudios demuestran que los pacientes de cáncer que reciben apoyo emocional de familiares y amigos sufren menos depresión y ansiedad y tienen una mejor calidad de vida. Los familiares desempeñan un papel crucial al proporcionar apoyo emocional, consuelo y comprensión. También pueden proporcionar ayuda práctica en la vida cotidiana, por ejemplo, acompañándolos a las citas con el médico, ayudando en las tareas domésticas o en el cuidado de los niños. La integración social también es importante para evitar el aislamiento. Las actividades o conversaciones conjuntas pueden ayudar a mantener una sensación de normalidad.

Muchos pacientes también se benefician de la socialización con otros enfermos en grupos de autoayuda. Estos grupos permiten compartir experiencias sobre opciones de tratamiento y estrategias de afrontamiento y ofrecen alivio emocional, ya que la sensación de no estar solo con la enfermedad puede reconfortar. Los grupos de autoayuda también pueden ser una fuente de motivación, especialmente a través del contacto con supervivientes de larga duración que aportan ánimos y perspectivas. Estos grupos existen en muchos formatos diferentes, tanto a nivel local como en línea. El acceso a una comunidad de apoyo puede contribuir significativamente a afrontar mejor el estrés emocional y a llevar una vida plena a pesar de la enfermedad.

La incertidumbre es una condición difícil de soportar, pero forma parte de la vida con una enfermedad crónica. Afrontarla conscientemente puede ayudar a reducir la ansiedad ante el futuro.

7.4 Importancia del apoyo social de la familia y los amigos

El apoyo social es uno de los factores que más influyen en la salud mental. Los estudios científicos demuestran que los pacientes de cáncer que cuentan con una red social sólida sufren con menos frecuencia estados de ánimo depresivos y trastornos de ansiedad y tienen una mayor calidad de vida en general. La familia y los amigos íntimos desempeñan un papel fundamental en este contexto al proporcionar apoyo a varios niveles.

Una de las formas más importantes de ayuda es el apoyo emocional. La escucha empática, el consuelo y la demostración continua de comprensión contribuyen significativamente a reducir el estrés emocional y a aumentar el bienestar subjetivo de la persona afectada. Es especialmente importante que la persona afectada se sienta tomada en serio y no abandonada.

Además de la atención emocional, el apoyo práctico también desempeña un papel fundamental. La asistencia en la vida cotidiana, ya sea acompañando a la persona a citas médicas, haciéndose cargo de las tareas domésticas o cuidando de los niños, puede suponer un alivio considerable para la persona afectada. Esto no sólo reduce el estrés físico y psicológico, sino que también ayuda a la persona con la enfermedad a mantener su autodeterminación y autonomía.

Otro aspecto clave del apoyo social es el fomento de la integración social. Una enfermedad grave puede aumentar el riesgo de aislamiento social, sobre todo si la persona afectada se retrae por miedo a la estigmatización o por vergüenza. Para contrarrestarlo, es crucial que los amigos y la familia faciliten activamente las actividades conjuntas, mantengan conversaciones regulares y den a la persona afectada la sensación de que sigue siendo percibida como un miembro igual del entorno social. La interacción social continua puede mantener una sensación de normalidad y contribuir así a la estabilidad psicológica.

7.5 Formas psicooncológicas de terapia y su eficacia

La psicooncología es un campo especializado que se ocupa del procesamiento psicológico del cáncer y del estrés asociado al mismo. Dado que el diagnóstico de cáncer conlleva retos no sólo físicos, sino también psicológicos considerables, el apoyo psicológico específico es de gran importancia para superar los miedos, las preocupaciones y el estrés emocional. Diversos enfoques terapéuticos han demostrado su eficacia para ayudar a los pacientes en este proceso.

Un componente importante de las intervenciones psicooncológicas es el apoyo psicoterapéutico mediante terapias de conversación. En este contexto, los pacientes tienen la oportunidad de verbalizar sus miedos, preocupaciones y pensamientos estresantes en un entorno protegido. Mediante un apoyo empático y debates terapéuticos estructurados, se pueden procesar las emociones estresantes y desarrollar nuevas perspectivas.

Otro enfoque terapéutico clave es la terapia cognitivo-conductual. Su objetivo es identificar y analizar los patrones de pensamiento negativos y sustituirlos por perspectivas más constructivas y útiles. Como resultado, los pacientes pueden aprender a desarrollar estrategias de afrontamiento más activas e influir positivamente en su estado emocional.

Las formas de terapia basadas en la atención plena también han demostrado su eficacia en el tratamiento psicooncológico. Estos enfoques fomentan la concentración en el momento presente, desplazando la atención de las preocupaciones por el futuro o los recuerdos estresantes del pasado a una conciencia más consciente del aquí y el ahora. Los ejercicios específicos de atención plena pueden reducir la experiencia de estrés y mejorar el bienestar general.

Para los pacientes que experimentan su diagnóstico o el curso del tratamiento como algo traumático, también puede ser útil una intervención de terapia traumatológica. En estos casos, se dispone de métodos para ayudarles a procesar experiencias abrumadoras y lograr la estabilización psicológica.

Muchos pacientes se benefician del apoyo psicooncológico, ya sea en sesiones de terapia individual o dentro de un grupo. Mientras que las sesiones de terapia individual proporcionan un apoyo personalizado, las terapias de grupo ofrecen la oportunidad de intercambiar ideas con otros pacientes, compartir experiencias y experimentar un apoyo mutuo. Ambos enfoques ayudan a estabilizar el equilibrio emocional y refuerzan la resiliencia para afrontar la enfermedad.

***

La carga psicológica del cáncer es considerable, pero existen muchas estrategias de eficacia probada para afrontar la ansiedad, la depresión y la incertidumbre. Una combinación de asesoramiento terapéutico, apoyo social y mecanismos activos de afrontamiento puede ayudar a los pacientes a llevar una vida plena a pesar de la enfermedad.

Es importante no ver la ayuda psicológica como un signo de debilidad, sino como un valioso apoyo en el viaje a través de la enfermedad. Afrontando activamente los retos emocionales, los enfermos pueden mejorar significativamente su calidad de vida y mantener la esperanza y la confianza a pesar del diagnóstico.

8. Enfoques terapéuticos alternativos y complementarios: oportunidades y riesgos

Aunque las terapias convencionales contra el cáncer, como la cirugía, la quimioterapia, la radioterapia y la inmunoterapia, se basan en pruebas científicas, existen diversos enfoques terapéuticos alternativos y complementarios a los que recurren las pacientes con cáncer de mama. Muchas pacientes buscan métodos complementarios para aliviar los efectos secundarios del tratamiento médico convencional, reforzar el sistema inmunitario o mejorar su bienestar general.

Sin embargo, es importante distinguir entre los métodos complementarios acreditados y los métodos alternativos dudosos y potencialmente perjudiciales. Mientras que algunas medidas complementarias se han investigado científicamente y han demostrado ser de apoyo, hay muchos métodos sin efectos probados o incluso con interacciones peligrosas.

En este capítulo se describen qué medidas complementarias pueden ser útiles, qué riesgos existen y cómo pueden los pacientes afrontar de forma responsable los enfoques terapéuticos alternativos.

8.1 Diferenciación entre métodos complementarios acreditados y métodos dudosos

Tras ser diagnosticadas de cáncer de mama, muchas pacientes buscan enfoques terapéuticos complementarios que puedan favorecer su recuperación y mejorar su calidad de vida. Es esencial distinguir claramente entre los métodos complementarios, que se utilizan como complemento del tratamiento médico convencional establecido, y los métodos alternativos, que pretenden sustituir al tratamiento médico necesario. Mientras que los procedimientos complementarios de suelen basarse en pruebas y tener un efecto de apoyo demostrado, muchos métodos alternativos suponen un riesgo considerable, ya que a menudo se anuncian con promesas infundadas de curación y pueden retrasar o impedir por completo el tratamiento médico necesario.

Los enfoques terapéuticos complementarios se utilizan además de la terapia oncológica convencional y pretenden aliviar los efectos secundarios, aumentar el bienestar general o reducir el estrés psicológico. No pretenden sustituir al tratamiento médicamente necesario, sino más bien ser medidas de apoyo que deben utilizarse en consulta con el profesional sanitario tratante.

Algunos ejemplos de métodos complementarios son la acupuntura, que se utiliza sobre todo para reducir las náuseas inducidas por la quimioterapia, así como el yoga y la meditación, que pueden tener un impacto positivo en la gestión del estrés y el equilibrio emocional. El entrenamiento en atención plena también puede ayudar a mejorar la salud mental, mientras que el uso específico de preparados de hierbas, como el jengibre para aliviar las náuseas, puede ser útil bajo supervisión médica. La eficacia de muchos métodos complementarios ha sido demostrada, al menos parcialmente, por estudios científicos, por lo que pueden considerarse un complemento útil de la terapia convencional contra el cáncer.

Esto contrasta con los llamados enfoques terapéuticos alternativos, que propagan un rechazo total de las terapias médicas establecidas y a menudo se anuncian con afirmaciones pseudocientíficas o promesas infundadas de curación. La decisión de rechazar un tratamiento médicamente necesario en favor de tales métodos puede entrañar considerables riesgos para la salud y, en muchos casos, empeorar drásticamente el curso de la enfermedad.

Un rasgo característico de los métodos alternativos dudosos es la promesa de una curación completa sin necesidad de cirugía, quimioterapia o radioterapia. Además, los procedimientos médicos convencionales se presentan a menudo como perjudiciales o con motivaciones puramente económicas, mientras que al mismo tiempo se hacen elevadas reclamaciones económicas por los tratamientos dudosos. Otra señal de alarma de los métodos dudosos es la falta de transparencia en cuanto a los ingredientes o procedimientos utilizados, así como el rechazo deliberado de las pruebas científicas y los estudios médicos.

Algunos métodos alternativos especialmente peligrosos son la llamada terapia de vitamina B17, que utiliza amigdalina o laetrilo para combatir el cáncer, aunque su eficacia no está demostrada y existen efectos potencialmente tóxicos.

Igualmente, problemática es la "medicina" basada en la teoría no demostrada de que el cáncer está causado exclusivamente por conflictos psicológicos no resueltos y, por tanto, no requiere tratamiento médico. En muchos casos, estos planteamientos llevan a los afectados a renunciar a un tratamiento eficaz, lo que reduce considerablemente sus posibilidades de supervivencia.

Las llamadas dietas contra el cáncer, que se basan en restricciones extremas y prometen una cura sólo con cambios alimentarios, también carecen de toda evidencia científica y pueden incluso causar daños a la salud por desnutrición.

La decisión a favor de un tratamiento complementario debe tomarse siempre en estrecha consulta con el oncólogo tratante, no sólo por los muchos charlatanes que hay en este sector.

8.2 La medicina vegetal y sus interacciones con las terapias contra el cáncer

La fitoterapia es una de las tradiciones médicas más antiguas y forma parte de la práctica terapéutica de muchas culturas desde hace miles de años. El uso de principios activos de origen vegetal también desempeña un papel importante en la medicina moderna, ya que muchos medicamentos utilizados hoy en día tienen su origen en sustancias vegetales. Esto se aplica en particular a determinados agentes quimioterapéuticos que se extraen directamente de las plantas o se sintetizan a partir de estructuras moleculares vegetales. Sin embargo, el efecto de las sustancias vegetales no es exclusivamente positivo, ya que algunos de estos principios activos pueden interactuar de forma compleja con las terapias farmacológicas. Por lo tanto, es esencial llevar a cabo un estudio científico detallado de los efectos y sopesar cuidadosamente los posibles beneficios y riesgos del uso de preparados a base de plantas como parte del tratamiento contra el cáncer.

Algunas sustancias vegetales son conocidas por sus efectos potencialmente positivos y han demostrado en estudios científicos un efecto de apoyo o alivio. Algunas sustancias vegetales podrían ser especialmente beneficiosas para el control de los síntomas, por ejemplo, en procesos inflamatorios o efectos secundarios relacionados con la terapia. Entre ellas se encuentra la curcumina, que se extrae de la cúrcuma, también conocida como cúrcuma. Los estudios de laboratorio sugieren que tiene propiedades antiinflamatorias y podría tener efectos anticancerígenos en determinadas condiciones. Sin embargo, también se ha demostrado que la curcumina puede afectar a la biodisponibilidad y eficacia de determinados agentes quimioterapéuticos, lo que exige una aclaración cuidadosa antes de su uso.

Otra sustancia vegetal con beneficios potenciales es el galato de epigalocatequina, un compuesto polifenólico del té verde. Esta molécula tiene propiedades antioxidantes y ha demostrado un efecto protector contra el estrés oxidativo en estudios experimentales. Sin embargo, también existen riesgos, ya que altas concentraciones de galato de epigalocatequina pueden interactuar con algunos medicamentos contra el cáncer y debilitar o potenciar su efecto.

Otro ejemplo es el jengibre, cuya raíz se utiliza tradicionalmente para diversas dolencias. La eficacia del jengibre para reducir las náuseas, efecto secundario habitual de la quimioterapia, está especialmente bien documentada. Los estudios clínicos han demostrado que los preparados de jengibre pueden ayudar significativamente a aliviar este malestar sin interferir en la terapia contra el cáncer.

Por otra parte, también hay sustancias vegetales que entrañan riesgos potenciales, en particular debido a las interacciones con las terapias oncológicas. Un ejemplo especialmente conocido es la hierba de San Juan, que acelera la metabolización de numerosos fármacos debido a su efecto sobre los sistemas enzimáticos del hígado. Esto puede provocar un debilitamiento de la eficacia de determinados agentes quimioterapéuticos y terapias hormonales, lo que podría mermar considerablemente la eficacia terapéutica.

El ajo y el ginseng también deben considerarse críticamente, sobre todo en relación con procedimientos quirúrgicos y terapias contra el cáncer, ya que tienen un efecto inhibidor de la coagulación de la sangre. Estos efectos anticoagulantes pueden aumentar el riesgo de hemorragias no deseadas, por lo que deben tenerse en cuenta, sobre todo antes de intervenciones quirúrgicas o cuando se toman al mismo tiempo medicamentos anticoagulantes.

Otro ejemplo de interacción problemática es el pomelo. Esta fruta contiene sustancias bioactivas que inhiben ciertas enzimas del hígado, en particular las isoenzimas del citocromo P450, responsables de la descomposición de numerosos fármacos. Esto puede aumentar excesivamente o reducir mucho la concentración de ciertos medicamentos contra el cáncer en la sangre, lo que puede provocar efectos secundarios indeseables o una pérdida de eficacia terapéutica.

A la vista de estas complejas interacciones, los preparados a base de plantas no deben tomarse nunca de forma acrítica o sin consultar al médico. Aunque una sustancia parezca natural a primera vista, esto no significa necesariamente que sea segura. La investigación científica en este campo es de gran importancia para comprender mejor los posibles beneficios y riesgos y poder hacer recomendaciones basadas en pruebas sobre el uso de sustancias vegetales en el contexto de la terapia contra el cáncer.

8.3 La medicina tradicional china, la acupuntura y la homeopatía en el contexto de la medicina basada en la evidencia.

8.3.1. Medicina tradicional china

La Medicina Tradicional China tiene una historia que se remonta a varios miles de años y es un sistema holístico de medicina que se ha desarrollado y perfeccionado durante siglos en China. Se basa en la idea de un flujo de energía en el cuerpo, conocido como Qi, cuyo flujo armonioso se considera esencial para mantener la salud. La medicina tradicional china abarca diversas formas de terapia, como el uso de hierbas medicinales, la acupuntura, la moxibustión, el masaje Tuina, la nutrición, así como ejercicios de movimiento y respiración como el Qi Gong o el Tai Chi. En la medicina moderna, la acupuntura en particular está cada vez más reconocida y se utiliza como tratamiento de apoyo en diversas áreas, incluida la oncología.

8.3.2. Acupuntura

La acupuntura se basa en la estimulación de puntos específicos del cuerpo, que suelen tratarse con agujas finas para conseguir un efecto terapéutico. Estudios científicos han demostrado que la acupuntura puede ayudar a reducir ciertos efectos secundarios del tratamiento del cáncer. Su uso en las náuseas inducidas por la quimioterapia ha sido particularmente bien investigado. Los estudios clínicos han demostrado una reducción significativa de las náuseas y los vómitos, especialmente cuando se utiliza la acupuntura como complemento de la terapia estándar.

Otro campo de aplicación es el tratamiento de la fatiga, es decir, el agotamiento crónico. Muchos enfermos de cáncer sufren fatiga persistente y pérdida de energía durante o después del tratamiento oncológico, para lo que actualmente no existe ningún tratamiento farmacológico estándar. La acupuntura ha mostrado efectos prometedores en estudios al mejorar el bienestar general y la vitalidad.

El dolor neuropático, causado a menudo por la quimioterapia o lesiones nerviosas, es otro campo en el que puede utilizarse la acupuntura. Aún no se conocen del todo los mecanismos por los que actúa la acupuntura, pero hay indicios de que puede tener un efecto analgésico al liberar moduladores endógenos del dolor como las endorfinas e influir en sistemas nerviosos centrales de procesamiento del dolor.

Otro problema al que se enfrentan especialmente las pacientes que reciben terapia hormonal como parte del tratamiento del cáncer son los sofocos. Éstos se producen, por ejemplo, durante las terapias antihormonales para el tratamiento del cáncer de mama y pueden mermar considerablemente la calidad de vida. Los estudios sugieren que la acupuntura puede reducir la intensidad y frecuencia de estos sofocos, posiblemente modulando el sistema nervioso autónomo y los circuitos de control hormonal.

8.3.3. Homeopatía

Además de la medicina tradicional china, la homeopatía también se utiliza con frecuencia como método de tratamiento complementario del cáncer. La homeopatía se basa en dos principios centrales: el principio de similitud, según el cual una sustancia que puede provocar determinados síntomas en dosis elevadas debería aliviar estos síntomas en una forma muy diluida, y el concepto de potenciación, en el que la sustancia de partida se procesa en una serie de pasos de dilución y se "dinamiza" en cada paso mediante agitación o frotamiento.

Los estudios científicos aún no han podido demostrar ninguna eficacia específica de los preparados homeopáticos que vaya más allá del efecto placebo. Esto se debe sobre todo a que las diluciones de muchos preparados homeopáticos son tan fuertes que ya no contienen moléculas detectables de la sustancia original. Por tanto, el efecto de los tratamientos homeopáticos no puede explicarse desde una perspectiva científica por mecanismos farmacológicos. No obstante, muchos pacientes afirman haber experimentado una mejora subjetiva de su bienestar y una mayor capacidad para afrontar el estrés y las tensiones de la enfermedad como resultado de la toma de remedios homeopáticos.

8.3.4. Utilización del efecto placebo

El efecto placebo es un fenómeno fundamental en medicina y desempeña un papel importante en la percepción subjetiva de los síntomas y en la capacidad del individuo para hacer frente a la enfermedad.

Se trata de un cambio demostrable, a menudo positivo, en el estado de salud que no se debe a un efecto farmacológico del medicamento administrado, sino que está mediado por mecanismos psicológicos y neurobiológicos. Las expectativas, la interacción positiva entre médico y paciente y la creencia personal en la eficacia de un tratamiento pueden contribuir a que los síntomas se perciban como menos estresantes y a una mejora del bienestar general.

La homeopatía es un campo en el que el efecto placebo desempeña un papel especialmente importante. Numerosos estudios científicos han demostrado que los remedios homeopáticos no tienen ningún efecto farmacológico más allá del efecto placebo. No obstante, muchos pacientes declaran una mejora subjetiva de su bienestar y un alivio en la gestión de su enfermedad cuando toman preparados homeopáticos. Estos efectos positivos pueden explicarse en parte por la atención y los cuidados intensivos que se prestan durante las consultas homeopáticas. El asesoramiento individual, la conversación detallada entre médico y paciente y el examen específico de su propio estado de salud ayudan a los pacientes a sentirse más activamente implicados en su recuperación.

Los mecanismos psicológicos y fisiológicos que favorecen el efecto placebo están bien documentados. La activación de ciertas zonas del cerebro responsables del procesamiento del dolor y de las reacciones emocionales desempeña un papel importante. Además, la liberación de neurotransmisores endógenos como las endorfinas o la dopamina puede dar lugar a una mejora mensurable de los síntomas, aunque la sustancia administrada no tenga ningún efecto farmacológico.

En este contexto, la homeopatía puede considerarse una medida de apoyo importante en determinadas condiciones, siempre que no sustituya o retrase la terapia médica convencional con base científica. Existe un riesgo crítico de que las enfermedades graves no se traten a tiempo o adecuadamente si los pacientes confían exclusivamente en los remedios homeopáticos. Por lo tanto, una comunicación objetiva, transparente y científicamente sólida es esencial para garantizar una terapia basada en la evidencia y centrada en el paciente. Debe procurarse que las percepciones de los pacientes se tomen en serio, al tiempo que se proporciona información médica sobre la eficacia real y las limitaciones de los preparados homeopáticos.

En última instancia, el reto consiste en encontrar un equilibrio entre la atención centrada en el paciente, las pruebas científicas y la responsabilidad terapéutica. Sólo así se podrá garantizar que las decisiones médicas se basen en conocimientos sólidos y que, al mismo tiempo, se tengan en cuenta las necesidades de apoyo individualizado y atención holística de los pacientes.

8.4 Importancia de los micronutrientes y los complementos alimenticios

La importancia de los micronutrientes y los suplementos en pacientes con cáncer de mama es un tema muy debatido, ya que muchas pacientes desean apoyar su salud mediante una suplementación específica. Mientras que algunos micronutrientes pueden tener efectos positivos sobre el sistema inmunitario y la salud en general, hay otros cuya ingesta descontrolada puede tener efectos adversos sobre la evolución de la enfermedad o el efecto de la terapia oncológica.

Uno de los micronutrientes que puede ser útil tomar en determinados casos es la vitamina D. Los estudios han demostrado que muchas pacientes con cáncer de mama tienen niveles bajos de vitamina D, lo que puede deberse a una exposición insuficiente a la luz solar o a otros factores. Dado que la vitamina D desempeña un papel fundamental en la regulación del sistema inmunitario y en la salud ósea, la administración de suplementos específicos podría ser beneficiosa para las pacientes con una carencia demostrada. No obstante, la dosis debe ajustarse individualmente, ya que una sobredosis puede provocar trastornos en el metabolismo del calcio.

Los ácidos grasos omega-3, que se encuentran principalmente en los pescados marinos grasos y en ciertos aceites vegetales, también se mencionan con frecuencia en relación con los procesos antiinflamatorios. La inflamación desempeña un papel importante en la biología tumoral y existen pruebas de que los ácidos grasos omega-3 pueden modular las vías de señalización inflamatoria. Algunos estudios sugieren que una ingesta adecuada puede estar asociada a una evolución más favorable de la enfermedad, aunque todavía no existen pruebas clínicas claras de un impacto directo en la progresión del cáncer de mama.

Otro oligoelemento que desempeña un papel importante en el sistema de protección antioxidante del organismo en cantidades moderadas es el selenio. El selenio es un componente de las enzimas que neutralizan los radicales libres y, por tanto, contribuye a proteger las células del estrés oxidativo. Sin embargo, hay que tener especial precaución, ya que una sobredosis puede tener efectos tóxicos y, paradójicamente, aumentar los procesos oxidativos en el organismo. Por lo tanto, la administración de suplementos específicos sólo debe realizarse en caso de deficiencia demostrada y bajo supervisión médica.

Sin embargo, además de estos micronutrientes potencialmente útiles, también hay suplementos dietéticos que deben considerarse de forma crítica. En concreto, la ingesta en dosis elevadas de antioxidantes como la vitamina C o la vitamina E puede resultar problemática. Aunque estas sustancias desempeñan un papel importante en la protección celular en cantidades fisiológicas, algunos estudios científicos sugieren que una ingesta excesiva podría mermar la eficacia de ciertas quimioterapias. Esto se debe a que algunos agentes quimioterapéuticos utilizan específicamente el estrés oxidativo para dañar las células tumorales, y altas dosis de antioxidantes podrían debilitar este mecanismo.

Otro suplemento dietético fundamental es el hierro. Aunque el hierro es esencial para la formación de la sangre y una carencia puede provocar anemia, sólo se deben tomar suplementos si existe una carencia de hierro demostrada. Algunos estudios indican que una mayor disponibilidad de hierro podría favorecer el crecimiento tumoral, ya que las células cancerosas dependen de un aporte suficiente de hierro para su proliferación. Por lo tanto, no se recomienda la ingesta incontrolada de suplementos de hierro sin indicación médica.

La ingesta selectiva de micronutrientes debe realizarse siempre en consulta con un médico, ya que factores individuales como los hábitos alimentarios, las pruebas de laboratorio y el tipo de terapia oncológica desempeñan un papel importante en la evaluación de las necesidades. Aunque una dieta equilibrada puede garantizar un aporte adecuado de nutrientes en muchos casos, los suplementos dietéticos no deben considerarse de forma acrítica como sustitutos de un estilo de vida saludable.

8.5 Mindfulness, meditación y enfoques espirituales como medidas de acompañamiento

Muchas pacientes de cáncer de mama afirman que la atención plena y la meditación les ayudan a afrontar mejor los retos de su enfermedad. Además del tratamiento médico, los factores psicológicos y emocionales desempeñan un papel decisivo en el bienestar y la calidad de vida durante y después del tratamiento del cáncer. Afrontar el cáncer suele ir asociado a un estrés, una ansiedad y una tensión emocional considerables, por lo que cada vez se presta más atención a los métodos no farmacológicos de apoyo a la salud mental.

Las técnicas de atención plena y las prácticas meditativas ofrecen una forma de tratar conscientemente los propios pensamientos y emociones, lo que puede tener un efecto positivo en diversos ámbitos. Uno de los efectos más importantes es la reducción del estrés y la ansiedad. El estrés crónico provoca la liberación de hormonas del estrés como el cortisol, que se ha demostrado que debilita el sistema inmunitario y aumenta los procesos inflamatorios en el organismo. Los estudios demuestran que la práctica regular de mindfulness ayuda a reducir los niveles de cortisol y promueve una mejor resiliencia emocional.

Otro beneficio que muchos pacientes señalan es la mejora de la calidad del sueño. Las alteraciones del sueño son un efecto secundario frecuente del cáncer y pueden verse exacerbadas por factores como la ansiedad, el dolor o los cambios hormonales. Las técnicas de atención plena y relajación ayudan a calmar la mente, reducir las rumiaciones y facilitar la transición a un sueño reparador.

Además, la práctica regular de la atención plena contribuye a la estabilidad emocional. El manejo consciente de pensamientos y sentimientos permite afrontar mejor las incertidumbres y temores que pueden surgir en relación con el diagnóstico, la terapia y la incertidumbre sobre el futuro. Muchos pacientes experimentan una mayor paz interior y una mayor aceptación del momento presente mediante la meditación y los ejercicios de atención plena, lo que puede tener un efecto positivo en su calidad de vida.

Además de estos beneficios psicológicos, los enfoques espirituales también pueden desempeñar un papel importante. Para muchos pacientes, las oraciones o los rituales tienen un significado profundo y ofrecen consuelo y una sensación de conexión con un poder superior o una comunidad espiritual. La práctica religiosa o espiritual individual puede ser una fuente de esperanza y paz interior, especialmente en momentos de gran estrés o incertidumbre.

Un concepto muy estudiado que se utiliza con frecuencia en la práctica clínica es el entrenamiento en atención plena basado en el método Mindfulness-Based Stress Reduction (reducción del estrés basada en la atención plena). Este programa fue desarrollado originalmente por Jon Kabat-Zinn y combina diversas técnicas meditativas con ejercicios físicos específicos y una conciencia del momento presente. Los estudios demuestran que este programa contribuye significativamente a reducir el estrés y puede mejorar el bienestar mental a largo plazo. Para los enfermos de cáncer en particular, este método puede ayudar a reducir la ansiedad, reforzar la autoconciencia y encontrar un mejor equilibrio mental.

***

Las terapias complementarias pueden ser un valioso complemento del tratamiento médico convencional, pero no deben sustituir a las terapias eficaces. Los pacientes deben informarse de forma crítica, evitar las ofertas dudosas y comentar todas las medidas adicionales con su oncólogo. Esto puede dar lugar a un plan de tratamiento individual, seguro y basado en pruebas que optimice la calidad de vida.

9. Avances en la investigación

La investigación sobre el cáncer de mama ha avanzado notablemente en las últimas décadas. Mientras que el cáncer de mama solía considerarse una enfermedad homogénea, ahora se reconoce que es una enfermedad extremadamente compleja y heterogénea que requiere enfoques terapéuticos individualmente diferentes. Por ello, los avances científicos modernos se centran cada vez más en la medicina personalizada, las formas innovadoras de terapia y el uso de nuevas tecnologías como la inteligencia artificial y la terapia génica.

Un aspecto especialmente importante de la investigación moderna es la mejora del pronóstico de las pacientes con cáncer de mama metastásico. Aunque la curación en estadios avanzados ha sido rara hasta la fecha, los nuevos enfoques terapéuticos podrían prolongar significativamente la esperanza de vida en el futuro y posiblemente incluso permitir una remisión completa.

En este capítulo se presentan en detalle los últimos avances científicos y las perspectivas de futuro de la terapia del cáncer de mama.

9.1 Desarrollo de nuevas terapias: Terapia génica, tecnología CRISPR y vacunas contra el cáncer.

9.1.1. La terapia génica como enfoque prometedor

Los rápidos avances en medicina molecular están abriendo nuevas posibilidades para el tratamiento del cáncer de mama que van mucho más allá de los enfoques terapéuticos tradicionales como la cirugía, la quimioterapia y la radioterapia. En particular, la terapia génica, la tecnología CRISPR y las nuevas inmunoterapias en forma de vacunas contra el cáncer prometen cambiar radicalmente el tratamiento del cáncer. Estos enfoques innovadores pretenden influir específicamente en las células tumorales a nivel genético, reforzar el sistema inmunitario o desarrollar terapias personalizadas que se adapten a los perfiles genéticos individuales de los pacientes.

La terapia génica puede revolucionar el tratamiento del cáncer de mama. Mientras que las terapias convencionales pretenden frenar el crecimiento tumoral o aliviar los síntomas, la terapia génica adopta un enfoque completamente distinto: interviene directamente en los mecanismos moleculares responsables del desarrollo tumoral. Las correcciones genéticas dirigidas podrían destruir directamente las células cancerosas o corregir defectos genéticos que permiten una división celular incontrolada.

Tres estrategias centrales de la terapia génica en el tratamiento del cáncer de mama son actualmente objeto de intensa investigación:

Una de ellas es la reparación de defectos genéticos. Las mutaciones en genes como BRCA1 y BRCA2 desempeñan un papel clave en el desarrollo del cáncer de mama, especialmente en las formas hereditarias de la enfermedad. Estos genes se encargan de reparar los daños en el ADN y, cuando mutan, aumenta el riesgo de división celular descontrolada. En el futuro, la terapia génica podrá corregir específicamente estas mutaciones para detener el crecimiento tumoral o reducir el riesgo de cáncer.

Un segundo enfoque innovador es el uso de la tecnología CRISPR-Cas9 como "tijeras genéticas". Esta tecnología permite modificar con precisión secuencias de ADN en células cancerosas para, por ejemplo, reparar o desactivar genes defectuosos. Una de sus aplicaciones es modificar las células cancerosas para que reaccionen con mayor sensibilidad a las terapias existentes o se autodestruyan mediante mecanismos internos.

Un tercer campo prometedor es la inmunoterapia basada en genes, en la que las células del propio sistema inmunitario se modifican genéticamente para actuar con mayor eficacia contra las células tumorales. Un ejemplo es la terapia celular CAR-T, que ya ha demostrado su eficacia en otros tipos de cáncer. Consiste en modificar genéticamente las células inmunitarias fuera del organismo para que puedan reconocer y eliminar específicamente las células tumorales antes de devolverlas al paciente.

Tecnología CRISPR: ¿revolución en la medicina del cáncer?

La tecnología CRISPR-Cas9 es un método pionero para la modificación selectiva de genes y tiene el potencial de cambiar radicalmente la medicina oncológica. Este método se basa en un mecanismo de defensa natural de las bacterias que permite modificar con precisión secuencias de ADN. Actualmente existen varias aplicaciones prometedoras en la investigación del cáncer que se están investigando en estudios preclínicos y clínicos.

Un área clave de investigación es la reparación selectiva de daños en el ADN. Dado que el cáncer está causado por mutaciones genéticas que permiten el crecimiento descontrolado de las células, CRISPR podría utilizarse para corregir directamente estas mutaciones. Esta tecnología podría representar una opción terapéutica personalizada en el futuro, sobre todo para el cáncer de mama genético.

Otro enfoque prometedor consiste en aumentar la sensibilidad de las células cancerosas a las terapias existentes. Las células cancerosas suelen desarrollar resistencia a los agentes quimioterapéuticos o a los fármacos dirigidos. Mediante modificaciones genéticas selectivas, CRISPR podría utilizarse para bloquear los mecanismos que hacen que las células tumorales sean resistentes a la terapia. De este modo, los tratamientos existentes podrían volver a ser más eficaces.

Otro avance interesante es el uso de virus como taxis genéticos para la introducción selectiva de material genético en células cancerosas. Algunos virus pueden modificarse para que infecten específicamente células tumorales y provoquen cambios genéticos que inhiban su crecimiento o las hagan visibles para las células inmunitarias. Este enfoque podría permitir administrar terapias genéticas directamente en el tumor sin afectar a las células sanas.

Aunque la tecnología CRISPR encierra un enorme potencial, aún quedan numerosos retos por superar. Entre ellos, la aplicación segura y precisa de la tecnología, evitar modificaciones genéticas involuntarias y desarrollar métodos para llevar las células modificadas al lugar deseado.

9.1.2. Vacunas contra el cáncer: ¿inmunización contra el cáncer de mama?

Aunque las vacunas se utilizan tradicionalmente en medicina para prevenir enfermedades infecciosas, en oncología han desempeñado hasta ahora sobre todo un papel en la prevención de cánceres relacionados con virus. Un ejemplo destacado es la vacunación contra el virus del papiloma humano (VPH), que reduce significativamente el riesgo de cáncer de cuello de útero, así como algunos otros tipos de cáncer. Sin embargo, los recientes avances en inmunología del cáncer han abierto una nueva línea de investigación: el desarrollo de vacunas terapéuticas que movilicen el propio sistema inmunitario del organismo específicamente contra las células del cáncer de mama.

A diferencia de las vacunas profilácticas, que previenen la infección por virus cancerígenos, las vacunas terapéuticas contra el cáncer tienen por objeto combatir las células tumorales existentes o las metástasis microscópicas. El principio básico es presentar antígenos tumorales específicos al sistema inmunitario en para que sea capaz de reconocer y eliminar específicamente las células cancerosas.

Un objetivo clave de las vacunas terapéuticas contra el cáncer es activar el sistema inmunitario contra las células del cáncer de mama. Las células tumorales suelen tener estructuras moleculares en su superficie que las distinguen de las células sanas. Estos antígenos pueden utilizarse específicamente como dianas para el sistema inmunitario. Las vacunas contra el cáncer están diseñadas para entrenar al sistema inmunitario a reconocer estos marcadores tumorales en una fase temprana y desencadenar una respuesta inmunitaria específica para detener el crecimiento del tumor o destruir las células tumorales existentes.

Otro objetivo importante es prevenir las recaídas tras una terapia exitosa. Incluso tras la extirpación quirúrgica del tumor, la quimioterapia o la radioterapia, algunas células tumorales pueden permanecer en el organismo y provocar una recidiva años más tarde. Las vacunas contra el cáncer podrían permitir una vigilancia inmunitaria a largo plazo, ayudando al sistema inmunitario a reconocer y eliminar las células cancerosas restantes en una fase temprana, antes de que vuelvan a convertirse en un tumor.

Además, un objetivo clave de la investigación es combatir específicamente las células tumorales metastásicas. Las formas especialmente agresivas de cáncer de mama, como el cáncer de mama triple negativo o los tumores metastásicos, plantean un reto terapéutico importante. Las vacunas contra el cáncer podrían movilizar el sistema inmunitario específicamente contra estas células tumorales migratorias para evitar la propagación de las metástasis en el organismo.

En los últimos años se han obtenido resultados especialmente prometedores en el desarrollo de vacunas contra el cáncer de mama HER2-positivo. HER2 es una proteína que se sobreexpresa en alrededor del 15-20% de los casos de cáncer de mama y se asocia a una progresión más agresiva de la enfermedad. Las terapias dirigidas disponibles actualmente en, como el trastuzumab (Herceptin) o el pertuzumab, han mejorado significativamente el pronóstico de las pacientes HER2-positivas, pero las recaídas y el desarrollo de resistencias siguen siendo un reto.

Ya se están realizando ensayos clínicos con vacunas terapéuticas contra el cáncer de mama HER2-positivo. Un enfoque prometedor consiste en utilizar una vacuna para entrenar a las células inmunitarias a reconocer y atacar específicamente las células tumorales que sobreexpresan HER2. Los primeros ensayos clínicos han demostrado que estas vacunas pueden potenciar la respuesta inmunitaria y, posiblemente, retrasar la progresión de la enfermedad o reducir el riesgo de recaída.

Un ejemplo de enfoque innovador es la vacuna contra el cáncer basada en ARNm, que funciona según un principio similar al de las vacunas COVID-19 de ARNm. Se inyecta información genética que estimula a las células para que produzcan antígenos tumorales por sí mismas y desencadenen una respuesta inmunitaria selectiva contra el cáncer. Los datos preclínicos sugieren que las vacunas de ARNm contra el cáncer de mama HER2-positivo en combinación con las terapias existentes podrían reducir significativamente la progresión de la enfermedad.

A pesar de los prometedores avances, aún quedan numerosos retos por superar antes de que las vacunas contra el cáncer puedan convertirse en una terapia estándar en oncología. Uno de los mayores obstáculos es identificar antígenos tumorales adecuados que sean específicos de las células cancerosas, pero no ataquen a las sanas. Además, no todos los pacientes responden igual a las vacunas, ya que el sistema inmunitario de los enfermos de cáncer suele estar debilitado por la enfermedad o por terapias anteriores.

Otro problema es la posibilidad de que las células tumorales desarrollen mecanismos para eludir la vigilancia inmunitaria. Las células cancerosas son muy adaptables y pueden evadir las inmunoterapias mediante modificaciones genéticas. Por eso se están investigando intensamente estrategias combinadas en las que las vacunas contra el cáncer se combinan con otras inmunoterapias, como los inhibidores de puntos de control, para movilizar el sistema inmunitario de forma aún más eficaz contra los tumores.

9.1.3. ¿Cuándo es probable que estas terapias estén disponibles?

El desarrollo de terapias génicas y vacunas oncológicas para el tratamiento del cáncer de mama es actualmente objeto de intensas investigaciones y ensayos clínicos. La disponibilidad de estas terapias innovadoras a lo largo del tiempo depende de los resultados de los estudios en curso y de los consiguientes procedimientos de autorización y, por su propia naturaleza, no puede predecirse con exactitud.

En la actualidad, terapias génicas como la de células T CAR ya han sido aprobadas para ciertos tipos de cáncer de la sangre y están mostrando resultados prometedores. Sin embargo, el desarrollo de este tipo de terapias para tumores sólidos como el cáncer de mama es más complejo. Actualmente se están llevando a cabo ensayos clínicos para evaluar la eficacia y seguridad de las terapias con células T CAR en el cáncer de mama. Sin embargo, es difícil dar una fecha exacta para la disponibilidad general de estas terapias, ya que depende de los resultados de los ensayos y del proceso de aprobación reglamentaria. No obstante, cabe esperar resultados positivos en los próximos años.

En los últimos años también se han producido avances significativos en el desarrollo de vacunas basadas en ARNm contra diversos tipos de cáncer, incluido el de mama. Empresas como BioNTech están probando actualmente vacunas terapéuticas de ARNm en ensayos clínicos. Según el Servicio de Información sobre el Cáncer del Centro Alemán de Investigación Oncológica, pronto podría estar disponible una primera vacuna de ARNm como terapia contra el cáncer. Sin embargo, se necesitan más estudios para evaluar plenamente la eficacia y seguridad de estas vacunas. Por tanto, es probable que las vacunas contra el cáncer basadas en ARNm puedan autorizarse para determinados grupos de pacientes en los próximos años.

9.2 Importancia de la inteligencia artificial en la investigación del cáncer de mama

La inteligencia artificial está revolucionando la investigación y el diagnóstico médicos y abriendo nuevas posibilidades en la detección, el tratamiento y el desarrollo de fármacos contra el cáncer de mama. Gracias al aprendizaje automático y las redes neuronales, es posible analizar enormes cantidades de datos médicos para realizar diagnósticos más precisos, desarrollar terapias personalizadas e identificar nuevos fármacos con mayor rapidez. Estos avances contribuyen a mejorar la eficacia de la medicina oncológica, reducir la carga que soportan los pacientes y, al mismo tiempo, aumentar la eficiencia de la atención médica.

Un ámbito especialmente prometedor es el uso de algoritmos de aprendizaje profundo para analizar datos de imágenes médicas. Procedimientos radiológicos como la mamografía y la resonancia magnética (RM) son herramientas esenciales para la detección precoz y el diagnóstico del cáncer de mama. La inteligencia artificial puede desempeñar aquí un papel decisivo automatizando el análisis de imágenes y logrando a menudo mayor precisión que los radiólogos humanos.

Los programas asistidos por IA son capaces de reconocer patrones sutiles en imágenes apenas visibles para el ojo humano. Esto permite una detección más temprana y precisa de las anomalías, lo que a su vez aumenta las posibilidades de éxito del tratamiento. La IA ha demostrado ser un valioso apoyo, sobre todo en el caso del tejido mamario denso, que dificulta los análisis convencionales de imágenes. Los primeros estudios clínicos muestran que, en algunos casos, los sistemas de IA pueden diagnosticar el cáncer de mama con mayor sensibilidad y especificidad que los radiólogos experimentados.

Además, la IA puede ayudar a reducir las falsas alarmas, que a menudo conducen a biopsias innecesarias y angustia emocional para los pacientes. Al combinar métodos de aprendizaje profundo con grandes conjuntos de datos procedentes de distintas fuentes (por ejemplo, datos genéticos, hallazgos clínicos), la IA puede optimizar aún más la precisión del diagnóstico y permitir una evaluación individualizada del riesgo.

La inteligencia artificial también desempeña un papel cada vez más importante en la planificación de terapias. Los algoritmos predictivos modernos analizan las características genéticas de un tumor y sugieren las opciones terapéuticas más prometedoras en función de ellas. Dado que el cáncer de mama es una enfermedad muy heterogénea que puede dividirse en diferentes subtipos moleculares, el tratamiento personalizado es esencial para lograr los mejores resultados terapéuticos.

Mediante el análisis de mutaciones genéticas, expresiones proteínicas y otros biomarcadores, la IA puede generar recomendaciones terapéuticas individualizadas. Por ejemplo, los modelos de IA ayudan a decidir si un paciente pudiera beneficiarse de la terapia hormonal, la quimioterapia o la inmunoterapia. Esto ayuda a evitar el sobretratamiento y a utilizar los tratamientos más eficaces para el paciente en cuestión.

Otro campo de aplicación prometedor es la optimización de la dosificación de la quimioterapia. Tradicionalmente, las quimioterapias se administran en dosis estandarizadas, pero factores individuales como el metabolismo, la predisposición genética y las características del tumor pueden influir significativamente en la respuesta a una terapia. Analizando grandes bases de datos de pacientes, los modelos de IA pueden calcular qué dosis de fármacos logran resultados terapéuticos óptimos con efectos secundarios mínimos. En el futuro, esto podría conducir a una quimioterapia individualizada en la que las dosis y combinaciones de fármacos se adapten con precisión a cada paciente.

El desarrollo de nuevos medicamentos contra el cáncer es un proceso largo y costoso que suele durar más de una década y requiere miles de millones de inversión. La inteligencia artificial ofrece la posibilidad de acelerar considerablemente este proceso y hacerlo más eficiente.

Un avance clave es el uso de la IA para analizar estructuras moleculares con el fin de identificar los mejores candidatos a nuevas sustancias activas. Utilizando bases de datos que contienen millones de compuestos químicos, la IA puede desarrollar modelos predictivos que predicen con gran precisión qué moléculas tienen un potencial efecto antitumoral. Esto puede acortar drásticamente el proceso de descubrimiento de fármacos, ya que los experimentos de laboratorio, que consumen mucho tiempo y dinero, pueden llevarse a cabo de forma más selectiva.

Otro campo de aplicación innovador es la reutilización de fármacos, es decir, la búsqueda de medicamentos ya aprobados que también puedan ser eficaces contra el cáncer de mama. Este enfoque es especialmente prometedor, ya que los fármacos existentes ya han sido sometidos a pruebas exhaustivas de seguridad y, por tanto, pueden empezar a utilizarse clínicamente con mayor rapidez. La IA puede analizar grandes cantidades de datos para identificar vínculos entre determinadas sustancias activas y el cáncer de mama que hasta ahora no se habían descubierto. Los primeros éxitos en este campo demuestran que la IA ya ha descubierto nuevas aplicaciones terapéuticas para medicamentos existentes.

Aunque la inteligencia artificial ofrece un enorme potencial para el diagnóstico y la terapia del cáncer de mama, aún quedan retos por superar. Uno de los mayores obstáculos es la calidad y normalización de los datos. Los sistemas de IA dependen de grandes conjuntos de datos de alta calidad, pero el procesamiento de datos médicos suele estar fragmentado y los distintos hospitales utilizan técnicas de imagen o normas de diagnóstico diferentes.

Otro problema es la explicabilidad de los modelos de IA. Muchos modelos de aprendizaje profundo funcionan como las llamadas "cajas negras" en las que no siempre es posible entender por qué se ha tomado una determinada decisión. Para lograr una amplia aceptación en la práctica médica, los modelos de IA deben desarrollarse de forma que su proceso de toma de decisiones siga siendo transparente y comprensible para los médicos.

Además, hay que aclarar cuestiones éticas y jurídicas, sobre todo en relación con la seguridad y la protección de datos. Dado que los sistemas de IA médica trabajan con datos sensibles de los pacientes, se requieren normas de seguridad estrictas para evitar usos indebidos o accesos no autorizados.

A pesar de estos retos, los avances en este campo son rápidos. Los sistemas de diagnóstico basados en IA ya se están probando en muchas clínicas y cada vez se integran más en la práctica clínica diaria. En los próximos años, el perfeccionamiento de los métodos de IA podría contribuir a mejorar la precisión de los diagnósticos, personalizar la planificación de los tratamientos y agilizar la disponibilidad de nuevos fármacos.

9.3 Avances en inmuno-oncología

La inmuno-oncología es uno de los avances más prometedores de la medicina oncológica moderna y pretende influir en el propio sistema inmunitario del organismo para que reconozca y destruya con mayor eficacia las células cancerosas. Los tumores eluden la vigilancia inmunitaria mediante diversos mecanismos, por lo que los enfoques terapéuticos innovadores pretenden romper estos mecanismos de protección y desencadenar una respuesta inmunitaria selectiva. Un gran avance en este campo es el desarrollo de inhibidores de puntos de control, que han demostrado ser especialmente prometedores en el cáncer de mama triple negativo. Estos fármacos se dirigen a los puntos de control inmunitarios utilizados por las células tumorales para suprimir la actividad de las células T. Al bloquear estos mecanismos inhibidores, permiten mejorar la respuesta inmunitaria contra las células cancerosas. Los inhibidores de PD-1 y PD-L1, como el pembrolizumab, que ya han sido aprobados para determinados pacientes con cáncer de mama triple negativo metastásico, están especialmente bien estudiados. Estos fármacos evitan que las células cancerosas eludan la defensa inmunitaria modificando la interacción entre las células inmunitarias y las tumorales de tal manera que las células T mantienen su efecto destructivo sobre el tumor. Los inhibidores de CTLA-4 son otra forma de activar el sistema inmunitario y permitir una respuesta inmunitaria más potente contra las células tumorales.

Además de los inhibidores de los puntos de control, también se está investigando la terapia celular CAR-T como posible enfoque para el tratamiento del cáncer de mama. Esta terapia se basa en una modificación genética de las células T del propio organismo, cuyo objetivo es reconocer y eliminar específicamente las células tumorales. En una primera fase, las células T se extraen de la sangre del paciente y se modifican en el laboratorio para dotarlas de un receptor de antígeno quimérico específico que les permita atacar específicamente a las células cancerosas. A continuación, estas células modificadas se multiplican en el cuerpo del paciente y se devuelven para que puedan atacar activamente el tumor. Aunque la terapia celular CAR-T ya se utiliza con éxito en cánceres de la sangre, su aplicación en tumores sólidos como el de mama es más difícil. Uno de los mayores retos es que los tumores sólidos tienen un microentorno complejo en comparación con los cánceres hematológicos, lo que dificulta la penetración de las células CAR-T. Además, no suele haber marcadores tumorales claros que se expresen exclusivamente en las células cancerosas, por lo que existe el riesgo de que también se ataque al tejido sano. A pesar de estas dificultades, hay avances prometedores encaminados a modificar las células CAR-T para que puedan penetrar más eficazmente en el tumor y superar el entorno inmunosupresor.

El futuro de la inmuno-oncología reside en la combinación de distintos enfoques terapéuticos para aumentar aún más la eficacia. Los primeros estudios muestran que la combinación de inhibidores de los puntos de control con células CAR-T podría aumentar la eficacia del tratamiento. También se está investigando intensamente la combinación con vacunas contra el cáncer o terapias celulares personalizadas. Mientras que los inhibidores de los puntos de control ya han sido aprobados para ciertos tipos de cáncer de mama y han demostrado su eficacia, la terapia con células CAR-T para tumores sólidos se encuentra aún en una fase temprana de desarrollo. En los próximos años, sin embargo, podría ponerse de manifiesto que también se dispone de nuevas opciones de tratamiento inmuno-oncológico para el cáncer de mama mediante modificaciones genéticas dirigidas y estrategias inmunológicas optimizadas.

9.4 Perspectivas de curación del cáncer de mama metastásico

Hasta ahora, el cáncer de mama metastásico se consideraba incurable, pero los avances de la medicina oncológica moderna han prolongado considerablemente el tiempo de supervivencia de las pacientes en los últimos años. Los nuevos enfoques terapéuticos combinan diversas estrategias para frenar la progresión de la enfermedad y mejorar la calidad de vida.

La inmunoterapia, que reactiva el sistema inmunitario del propio organismo mediante el uso de inhibidores de puntos de control y le permite combatir las células tumorales con mayor eficacia, es especialmente prometedora. En combinación con fármacos dirigidos que bloquean vías de señalización específicas y quimioterapias optimizadas, se obtienen efectos sinérgicos que pueden ralentizar la progresión de la enfermedad.

Otro campo que podría revolucionar el tratamiento del cáncer de mama metastásico es la medicina personalizada. El análisis de las características genéticas y moleculares de un tumor permite seleccionar con precisión las terapias más adecuadas para cada paciente. Este enfoque individualizado permite identificar en una fase temprana las mutaciones causantes de resistencia y adaptar las estrategias terapéuticas para evitar la resistencia a las terapias estándar. Especialmente en subtipos como el cáncer de mama HER2-positivo, los tratamientos personalizados ya han dado lugar a avances significativos gracias al uso selectivo de anticuerpos específicos e inhibidores de las vías de señalización.

Otro campo prometedor es la terapia génica, cuyo objetivo es eliminar específicamente células cancerosas o corregir defectos genéticos que contribuyen al desarrollo de tumores. Los avances en la tecnología CRISPR permiten modificar directamente o desactivar genes mutados para detener el crecimiento de células tumorales. Aunque estos enfoques se encuentran aún en una fase temprana de desarrollo, los estudios preclínicos iniciales muestran que las modificaciones genéticas tienen el potencial de ralentizar o incluso impedir la progresión de la enfermedad.

A pesar de estos avances, la curación completa del cáncer de mama metastásico sigue siendo por el momento un gran reto, ya que las células tumorales tienen una gran adaptabilidad genética y pueden eludir la terapia. No obstante, los avances logrados en los últimos años constituyen un paso decisivo hacia el control de la enfermedad a largo plazo. La combinación de inmunoterapia, tratamientos dirigidos y enfoques genéticos innovadores ofrece nuevas esperanzas de que las enfermedades metastásicas ya no tengan que considerarse necesariamente incurables en el futuro.

9.5 Participación de los pacientes en los ensayos clínicos: oportunidades y riesgos

Los ensayos clínicos desempeñan un papel crucial en el desarrollo de nuevos fármacos y terapias y son esenciales para probar la seguridad y eficacia de enfoques terapéuticos innovadores. Para las pacientes con cáncer de mama, en particular las que padecen una enfermedad avanzada o refractaria, los ensayos clínicos pueden suponer una importante oportunidad para acceder de forma precoz a tratamientos innovadores que aún no están disponibles de forma habitual. Esto puede ofrecer la ventaja de beneficiarse de nuevos agentes o enfoques terapéuticos antes de que se incluyan en el tratamiento estándar.

Otro aspecto que habla a favor de la participación es la atención médica intensiva durante el periodo de estudio. Los pacientes incluidos en ensayos clínicos están bajo estrecha supervisión médica, lo que significa que los efectos secundarios y los éxitos del tratamiento se documentan con especial detalle. Esto puede conducir a un ajuste temprano del tratamiento y permite una atención individualizada que a menudo va más allá del alcance de la terapia habitual.

No obstante, también existen riesgos asociados a la participación en ensayos clínicos. Al tratarse de terapias nuevas que aún no se han evaluado por completo, existe incertidumbre sobre la eficacia real de un tratamiento y sobre si logrará mejores resultados a largo plazo que las opciones terapéuticas establecidas. Pueden producirse efectos secundarios aún desconocidos o insuficientemente investigados, ya que a menudo los nuevos fármacos aún se están probando en las primeras fases de estudio. Otro riesgo potencial reside en la participación en ensayos controlados con placebo, en los que no todos los pacientes reciben el nuevo medicamento, sino que pueden ser asignados a un grupo de control con una terapia estándar o un placebo.

A pesar de estas incertidumbres, en muchos casos los ensayos clínicos ofrecen a las pacientes la mejor oportunidad de recibir métodos de tratamiento modernos, especialmente cuando se han agotado las terapias estándar o no se dispone de alternativas eficaces. La investigación continua en oncología ha permitido avances considerables en la terapia del cáncer de mama en los últimos años, que no habrían sido posibles sin la participación de las pacientes en ensayos clínicos. Sin embargo, la decisión de participar siempre debe sopesarse cuidadosamente y tomarse en estrecha consulta con los médicos tratantes para evaluar de forma realista las oportunidades y los riesgos individuales.

El futuro de la medicina del cáncer de mama es prometedor. Los avances en terapia génica, inmuno-oncología, inteligencia artificial y medicina personalizada podrían no sólo mejorar el pronóstico en las próximas décadas, sino también proporcionar potencialmente una cura para el cáncer de mama metastásico. Las pacientes deben mantenerse informadas sobre los nuevos avances y considerar la posibilidad de participar en ensayos clínicos para beneficiarse de las últimas innovaciones médicas.

10. Aspectos sociales, jurídicos y financieros

Un diagnóstico de cáncer de mama no sólo afecta a la salud física y mental, sino también a muchos otros ámbitos de la vida. Además de las decisiones médicas, las pacientes se enfrentan a retos legales y financieros que a menudo son difíciles de superar. Las cuestiones sobre el seguro médico, el apoyo jurídico social o la vuelta al trabajo se convierten en el centro de atención.

Muchos pacientes también tienen que enfrentarse a la cuestión de cómo organizar su asistencia jurídica, por ejemplo, mediante testamentos vitales o apoderamientos para la asistencia sanitaria. Afrontar la enfermedad en el entorno familiar y profesional también desempeña un papel decisivo, ya que la vida social puede cambiar considerablemente como consecuencia del cáncer.

En este capítulo se destacan los aspectos sociales, jurídicos y económicos más importantes para las pacientes de cáncer de mama y se ofrecen consejos prácticos sobre cómo superar estos retos.

10.1 Derechos de las pacientes de cáncer en el sistema sanitario

Dependiendo del país, los enfermos de cáncer tienen derechos legales que les garantizan el acceso a la atención médica, a medidas de apoyo y a la seguridad social. En Europa, existe el derecho fundamental a una atención médica completa, independientemente de factores económicos o geográficos. Todo paciente tiene derecho a recibir un diagnóstico y un tratamiento acordes con las directrices y los últimos descubrimientos científicos. También tienen derecho a una segunda opinión médica, sobre todo antes de tomar decisiones terapéuticas trascendentales, como una mastectomía o la quimioterapia. Para garantizar una atención óptima, en muchos países existen centros especializados en cáncer, que aplican enfoques de tratamiento interdisciplinarios y permiten una estrecha colaboración entre oncólogos, cirujanos, psicooncólogos y trabajadores sociales.

Tras completar el tratamiento del cáncer de mama, las pacientes suelen tener derecho a programas de rehabilitación que pueden llevarse a cabo en régimen de hospitalización o ambulatorio. Estos programas están diseñados para restaurar gradualmente el rendimiento físico, reducir las restricciones relacionadas con el tratamiento y facilitar la transición a la vida cotidiana. Además de la rehabilitación física, el apoyo psicosocial también desempeña un papel importante. Muchos países garantizan a los enfermos de cáncer el derecho a recibir apoyo psicooncológico para ayudarles a afrontar el estrés psicológico de la enfermedad y mejorar su calidad de vida durante y después del tratamiento.

Otro aspecto clave de los derechos de los pacientes se refiere a la protección de los datos sanitarios personales. Toda la información médica está sujeta a estrictas normas de protección de datos, lo que significa que los médicos no pueden transmitir ninguna información a terceros sin consentimiento expreso. Al mismo tiempo, los pacientes tienen derecho a acceder a sus propios historiales médicos en cualquier momento para garantizar una toma de decisiones transparente e informada sobre su tratamiento. El marco jurídico está diseñado para garantizar tanto el acceso a una atención médica de alta calidad como la preservación de la autodeterminación individual y la seguridad de la protección de datos.

10.2 Cuestiones de seguros

La seguridad financiera suele ser un aspecto importante para las pacientes de cáncer de mama, ya que el curso de la enfermedad puede conllevar restricciones temporales o permanentes en el empleo remunerado. Los seguros y las prestaciones sociales son esenciales en este contexto para garantizar el sustento y el acceso a la atención médica y el apoyo necesarios. En los países europeos, los seguros de enfermedad obligatorios o privados cubren los costes de las terapias estándar, como la cirugía, la quimioterapia, la radioterapia y el tratamiento farmacológico. Sin embargo, las terapias nuevas o experimentales, como determinadas inmunoterapias o terapias génicas, no siempre están cubiertas automáticamente. En tales casos, es posible presentar una solicitud de cobertura de costes, que se revisará de forma individual.

Un importante mecanismo de protección financiera es el subsidio de enfermedad, al que tienen derecho las trabajadoras por cuenta ajena en muchos países europeos si están temporalmente incapacitadas para trabajar debido a su enfermedad. Si se produce una incapacidad laboral permanente, puede solicitarse una pensión por capacidad laboral reducida, que se concede en función de la gravedad de la deficiencia y de los periodos de seguro anteriores. Estas prestaciones tienen por objeto aliviar económicamente a los pacientes durante un periodo de incertidumbre y permitirles mantener su nivel de vida, al menos en parte.

Los pacientes que experimentan restricciones considerables en su vida cotidiana debido a su enfermedad tienen la opción de solicitar un pase de discapacitado grave. Esto ofrece diversas ventajas fiscales y de derecho laboral, como una protección especial contra el despido, permisos adicionales o un acceso más fácil a determinadas prestaciones sociales. Si una enferma de cáncer de mama necesita cuidados, también puede solicitar un subsidio de cuidados o servicios de atención ambulatoria que le permitan ser atendida en su domicilio.

Existen centros de asesoramiento especializados que ayudan a los pacientes en cuestiones de derecho social y les ayudan a presentar solicitudes y hacer valer sus derechos. Las asociaciones sociales y los centros de asesoramiento oncológico ofrecen información completa sobre ayudas económicas y opciones jurídicas. Muchos hospitales también cuentan con servicios sociales que asesoran a los pacientes y sus familiares sobre prestaciones de seguros, derechos de pensión y otros servicios de apoyo.

10.3 Reincorporación a la vida laboral

Tras un diagnóstico de cáncer y un tratamiento a menudo estresante, la vuelta al trabajo supone un reto considerable para muchos pacientes. Además del estrés físico y psicológico causado por la cirugía, la quimioterapia o la radioterapia, los efectos secundarios a largo plazo, como la fatiga crónica, la resistencia física limitada o el deterioro cognitivo, también son obstáculos frecuentes. La fatiga puede hacer que los pacientes se cansen rápidamente y se sientan menos productivos física y mentalmente a pesar de haber completado el tratamiento. Además, pueden producirse alteraciones cognitivas, también conocidas como "quimiocerebro", que se manifiestan en forma de problemas de concentración y memoria y dificultan la vida laboral cotidiana. El estrés mental, como la ansiedad, la inseguridad y la depresión, son otros factores que dificultan la reincorporación al trabajo.

Para que la reincorporación al trabajo sea un éxito se requieren diversas estrategias. En muchos países existen programas de reinserción gradual que permiten a los pacientes aumentar gradualmente sus horas de trabajo para adaptarse poco a poco al estrés de la vida laboral. Los horarios de trabajo flexibles o los modelos de trabajo personalizados, como los acuerdos a tiempo parcial o las soluciones de oficina en casa, pueden proporcionar alivio y facilitar la transición. Si el trabajo original ya no puede realizarse debido a restricciones de salud, existe la opción de la reconversión profesional o la rehabilitación para abrir oportunidades de empleo alternativas.

Una conversación abierta con el empresario suele ser útil para encontrar una solución a medida. El apoyo de médicos de empresa, asesores sociales o centros de asesoramiento especializados puede ayudar a planificar medidas adecuadas para la vuelta al trabajo y aclarar cuestiones financieras u organizativas. La vuelta al trabajo no es sólo un factor económico, sino que también tiene una importante dimensión social y psicológica.

Una reincorporación satisfactoria al trabajo puede aumentar la confianza en uno mismo, fomentar la sensación de normalidad y contribuir a mejorar la calidad de vida a largo plazo.

11. Calidad de vida a pesar del cáncer, y unas palabras finales

Un diagnóstico de cáncer cambia fundamentalmente su vida y trae consigo retos tanto físicos como emocionales. A pesar de las cargas que conlleva el cáncer de mama, es posible mantener una alta calidad de vida. Gracias a las terapias modernas y a la mejora de los cuidados postoperatorios, cada vez más pacientes pueden convivir con la enfermedad a largo plazo, lo que desplaza el foco de atención de los afrontamientos. Además del tratamiento de la enfermedad aguda, cada vez cobran más protagonismo temas como la adaptación a los síntomas crónicos, la reintegración social y profesional y las estrategias para reforzar la resiliencia psicológica.

La calidad de vida es un concepto subjetivo que cada persona define de forma diferente. Para algunos pacientes significa no tener dolor y estar físicamente activos, mientras que para otros hace hincapié en la estabilidad emocional o la participación social. Se compone de varios factores y abarca no sólo la salud física, sino también el bienestar psicológico, la integración social y la capacidad de llevar una vida autodeterminada. Inmediatamente después del diagnóstico, el miedo y la incertidumbre suelen ocupar un lugar central, mientras que la calidad de vida puede deteriorarse durante el tratamiento debido a los efectos secundarios y el agotamiento. A largo plazo, otros factores cobran importancia, como el apoyo social, los mecanismos de adaptación psicológica y la búsqueda de sentido personal.

Los estudios demuestran que las pacientes que afrontan activamente su enfermedad y desarrollan estrategias de afrontamiento personalizadas experimentan una mayor calidad de vida a largo plazo. Sin embargo, muchas pacientes de cáncer de mama siguen luchando con los efectos tardíos de la enfermedad y de la terapia, que pueden ser tanto de naturaleza física como psicológica, durante años después de su diagnóstico. El agotamiento crónico, las dolencias neuropáticas, los cambios hormonales debidos a las terapias antihormonales y las limitaciones cognitivas son consecuencias habituales a largo plazo que deben tratarse individualmente. El ejercicio regular, una dieta equilibrada y una rutina diaria estructurada pueden ayudar a reducir la fatiga y mejorar el bienestar general. La fisioterapia, el apoyo farmacológico y enfoques alternativos como la acupuntura desempeñan un papel en las dolencias neuropáticas. Los síntomas relacionados con las hormonas pueden aliviarse mediante una combinación de terapias de ejercicio suave, preparados de hierbas y una dieta antiinflamatoria. Los trastornos cognitivos requieren paciencia y adaptación a la vida cotidiana, por ejemplo, mediante el entrenamiento de la memoria y rutinas de trabajo estructuradas.

Además de los retos físicos y psicológicos, la participación social y profesional es también un factor decisivo para la calidad de vida de muchos pacientes. El cáncer puede provocar profundos cambios en la vida social y profesional previa. Para muchos, la socialización con la familia y los amigos es un apoyo esencial para hacer frente a la enfermedad. El contacto con otros enfermos en grupos de autoayuda también puede ayudar a encontrar comprensión y estabilidad emocional. La participación social activa, ya sea a través de aficiones o trabajo voluntario, puede ayudar a las personas a sentirse parte valiosa de la sociedad a pesar de su enfermedad.

La vuelta al trabajo es un reto para muchos pacientes, sobre todo debido al agotamiento físico, las limitaciones cognitivas o el estrés psicológico. Los modelos de trabajo flexibles, los acuerdos a tiempo parcial o el trabajo desde casa pueden facilitar una vuelta gradual al trabajo. Algunas mujeres deciden conscientemente reorientarse profesionalmente tras su enfermedad para llevar una vida más significativa o equilibrada. A otras, la vuelta al trabajo les proporciona una estabilidad importante al ofrecerles estructura, confianza en sí mismas y seguridad económica.

La capacidad de adaptarse a circunstancias vitales cambiantes y mantener la resiliencia mental desempeña un papel clave en el bienestar a largo plazo. La resiliencia describe la capacidad de afrontar crisis y retos y salir fortalecido de situaciones difíciles. Las personas con un alto nivel de resiliencia tienen una mayor capacidad de adaptación mental y experimentan menos estrés. Una estrategia importante es aceptar conscientemente la nueva realidad de la vida y centrarse en las oportunidades más que en las pérdidas. Una visión positiva del futuro puede ayudar a mantener la estabilidad emocional. El autocuidado, el reconocimiento de las propias necesidades y la búsqueda de apoyo son otros mecanismos de afrontamiento fundamentales. Métodos científicamente probados, como la atención plena y la meditación, también pueden contribuir a afrontar el estrés. Socializar con otros afectados o implicar activamente a familiares y amigos puede ayudar a evitar el aislamiento y recibir apoyo emocional.

Las pacientes que desarrollan resiliencia experimentan su enfermedad no sólo como un momento de pérdida, sino a menudo también como un punto de inflexión que conduce al crecimiento personal y a un cambio de perspectiva en la vida. Enfrentarse al cáncer de mama no sólo significa pasar por un tratamiento médico, sino también encontrar formas de vivir con los cambios a largo plazo y llevar un estilo de vida satisfactorio y autodeterminado a pesar de la enfermedad. El examen consciente de las propias necesidades, la búsqueda de estrategias individuales de afrontamiento y la utilización de los recursos sociales son factores decisivos para lograr una elevada calidad de vida incluso después del diagnóstico.